ゼロからわかる

栄養系微生物学

共著　藤原永年／岩田　建

南江堂

はじめに

　微生物は目に見えない生物で存在感に乏しいが，ヒトは実際には多種多様な微生物と共生している．生活環境においても無数の微生物が存在し，ときにわれわれに有用な活動を行い，ときに感染症の恐怖を知らしめる．微生物学はたいへん興味深い学問である．

　大学においては，広い分野で微生物学の講義が行われている．医学，薬学，看護学，臨床検査学などでは，主に感染症が話題の中心であり，感染症の感染源から感染経路，診断，治療，予防など病原微生物について学ぶ．他方，農学，工学，理学などでは，微生物の性質，構造，機能や分類を理解し，遺伝子組換えなどのバイオテクノロジー技術を駆使した有用微生物や環境微生物を中心に学ぶ．同じ微生物学といっても学域によって求められる視点が異なっている．

　このように考えていくと，管理栄養士や栄養士を目指す栄養系の学生諸君はどのような微生物学の学びが必要とされるのだろうか．食中毒をはじめとする食品を介した感染症，食品衛生に通じる微生物の取り扱い，発酵食品をはじめ食に貢献する有用微生物などの知識が求められる．たとえば，食物の「腐敗」は，一般に微生物が原因となって食品が「腐る」状態まで変質し，可食性を失った状態になることである．腐敗を防ぐためには微生物の増殖を抑えることが有効で，われわれは敵を知る（微生物のことを知る）必要がある．このように栄養系の学生に必要な微生物学の基礎をしっかり学ぶ専門の教科書が必要であると感じる．

　本書は，「ゼロからわかる　栄養系微生物学」と題し，栄養系の学生諸君にとって必要な微生物学を吟味して，ぜひとも知っておいてもらいたい内容のみをコンパクトにわかりやすく系統立ててまとめた．各分野の専門家を章ごとに配するのではなく，実際に栄養系の微生物学を講義している著者2名で執筆した．本書が栄養系を学ぶ学生諸君の一助となり，微生物学を系統立てて理解し，現場でおおいに役立てていただけることを願っている．

　刊行にあたり，読者諸氏の忌憚のないご意見を賜り，新しい知見も加えながら，今後よりよい栄養系の教科書として発展させていきたいと切に願っている．最後に，本書の企画・刊行にご理解とご協力を賜った南江堂編集部諸氏に深く感謝申し上げる．

2021年7月

著　者

目 次 /contents

3章　感染の成立と宿主免疫応答（生体防御機構）　藤原　永年

4章　感染症の現状と治療・予防対策

6章　主な食品微生物　　　　　　　岩田　建

7章　バイオテクノロジー

岩田　建

1 微生物学の成り立ち

A 微生物の特徴

学習のポイント

- 微生物とは，目に見えない生物の総称で，細菌，真菌，原虫，ウイルスの4つに分けられる．
- 生物は原核生物と真核生物に大きく分けることができる．細菌は原核生物，真菌，原虫はヒトと同じ真核生物に属する．
- ウイルスは生物として不完全であり，原核生物，真核生物のいずれにも属さない．
- 多種多様な微生物が地球上に存在し，ヒトに役立つ有用微生物，感染症を引き起こす病原微生物がいる．

1 微生物と微生物学

　微生物(microorganism)とは目に見えない生物の総称で，存在を視覚的に確認できない．ヒトは現実に多種多様な微生物と常に一緒に暮らしている(**共生**)．生活環境においても無数の微生物が存在し，われわれに有用な活動をしてくれる．たとえば，食物連鎖は微生物からはじまる．生物浄化とは微生物が有機物を分解することで，地球規模で環境を保つことにおおいに役立っている．微生物がつくってくれる発酵食品もおいしくいただき，産業においても微生物を有効に利用している．これらの**有用微生物**は，われわれにとっては強力なパートナーである．

　一方，微生物の一部には，ヒトを含む動植物に感染して病気を起こす**病原微生物**が存在する．おそらく人類誕生と同時期から**感染症**はわれわれを苦しめ，今なお甚大な被害をもたらしている．肉眼で見えない病原微生物はどんどん増えて拡がり，ヒトからヒトに伝播し恐怖を知らしめる．これは，他の非感染性疾患と異なる性質である．われわれは感染症の治療や予防に力を注ぎ，制圧を目指さなければならない．

　このように，微生物学(microbiology)という学問は，微生物特有の性質を理解し，その活動を微生物側，宿主側から地球規模で論じる学問として展開している．

2 微生物の概要

　微生物は，その構造や大きさ，増殖様式などの特徴から，**細菌，真菌，原虫，ウイルス**の4種類に大別される．細菌，原虫は単細胞，真菌は単細胞(酵母型)と多細胞(菌糸型)の形態をもつ．ウイルスは細胞の形態をもたない．

　微生物の大きさは，通常マイクロメートル(μm)相当である．原虫が10〜100 μm，真菌が5〜10 μm，細菌が1〜5 μm，ウイルスが0.01〜0.1 μm程度である(**図1**)．肉眼では当然見えず，光学顕微鏡で100〜1,000倍に拡大して見ることができる．ウイルスはさらに高倍率の電子顕微鏡で観察する必要がある．

3 微生物の生物学的な位置

　生物は，**原核生物**と**真核生物**に大別される(**図2**)．原核生物は，核膜がなく，ゲノムDNAが細胞質にむきだし状態で，単純に分裂で増える．こまかな細胞内小器官はない．真核生物は，核が核膜に覆われ，ミトコンドリア，小胞体をはじめ，種々の複雑な細胞内小器官を有し，有糸分裂をする．原核生物と真核生物では，タンパク質合成のリボソームの大きさや細胞壁構成成分が異なっている(2章図4, 図

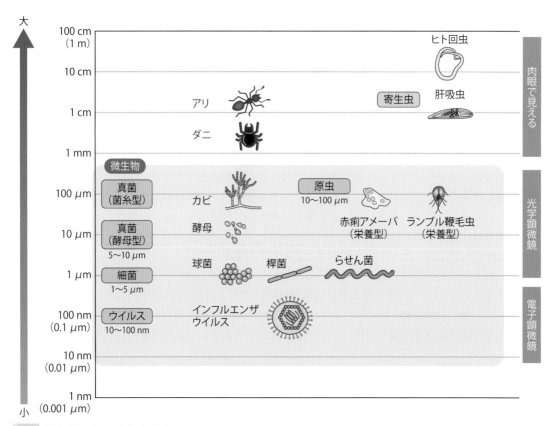

図1 微生物の相対的な大きさ

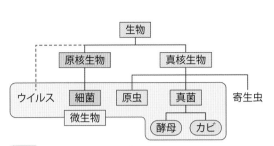

図2 微生物の生物学的な位置

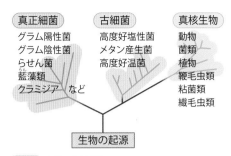

図3 生物系統樹

5, 表2参照).

　ヒトを含む動物や植物は，生物学的には真核生物に属する．微生物は，その構造や形態，増殖様式から，細菌は原核生物，真菌・原虫は真核生物にそれぞれ属する．ウイルスについては，その構造が核酸とタンパク質からなる高分子であり，細胞の形態をなしておらず，代謝も行わない．生物として不完全であり，いずれにも属さない．ウイルスは無生物であるとの見解もある．

　原核生物は，性質の異なる真正細菌（バクテリア）と古細菌（アーキア）に分けられ，現在は真核生物と合わせて3つのドメインに大別される説が有力である（**図3**）．われわれヒトにとって重要な細菌は真正細菌である．

寄生虫症

　食品を介した感染症として，寄生虫症が食品衛生上，取り上げられる．厳密には，寄生虫は多細胞の真核生物で，微生物に属していないが，食品衛生の観点からいえば，食品を経由した感染症として微生物感染症と合わせて理解することが合理的である．

4 微生物の主な働き

　微生物は地球上のあらゆるところに偏在している．ヒトの皮膚や体内，空気中や土壌中などに多種多様な微生物が存在している．生態系の中で重要な役割を担い，われわれヒトにも多大な影響を与えている．微生物の働きについては次の3つが挙げられる．

①微生物は高分子有機化合物を分解し，他の生物が利用しやすい分子に変える．
　食物連鎖の根幹をなす働きで生物浄化といわれる．微生物なくして生態系は成り立たない．
②有用微生物としてわれわれヒトの重要なパートナーとなっている．
　われわれヒトが日々飲食しているパンやみそ，しょうゆ，日本酒，ビール，

ヨーグルト，納豆，チーズ，漬物といった食品は，細菌や真菌などの微生物が発酵することよってつくりだす食品である．また，抗生物質を産生する放線菌などの微生物は医学分野において重要である．微生物は活性汚泥法などで産業的にもおおいに利用されている．

③微生物の一部は病原微生物としてヒトや動植物に病気を引き起こす．

　人類誕生以来，ペスト，結核，コレラ，マラリアといった感染症に苦しめられ，今なお甚大な被害がもたらされている（**表1**）．世界的に死亡原因の25%前後が感染性疾患によるものであり，とくに，低所得国における死亡原因として感染症はまだまだ脅威で，ヒトにとって負の側面である．さらに，食品の腐敗は多くが付着微生物の増殖により，可食性を失うことである．酸化による劣化も考えられるが，微生物の増殖により，食品成分が分解されて，アンモニアや硫化水素などの異臭を生じることが原因となっている．食品の保存は，微生物の増殖阻止がもっとも重要になる．

病原微生物，有用な食品微生物の詳細は，それぞれ5章，6章で述べる．

表1 世界における死亡原因（トップ10，2019年度）

	全世界	高所得国	低所得国
1位	虚血性心疾患	虚血性心疾患	新生児状態*
2位	脳卒中	脳卒中	下気道感染症
3位	慢性閉塞性肺疾患	アルツハイマー，その他認知症	虚血性心疾患
4位	下気道感染症	気管，気管支，肺がん	脳卒中
5位	新生児状態*	慢性閉塞性肺疾患	下痢性疾患
6位	気管，気管支，肺がん	下気道感染症	マラリア
7位	アルツハイマー，その他認知症	大腸，直腸がん	道路交通傷害
8位	下痢性疾患	糖尿病	結核
9位	糖尿病	腎臓病	HIV/AIDS
10位	腎臓病	乳がん	肝硬変

* 出生時仮死および出生時外傷，新生児敗血症および感染症，早産合併症など．
感染性疾患を赤字で示した．
〔World Health Organization：The top 10 causes of death,〔https://www.who.int/news-room/fact-sheets/detail/the-top-10-causes-of-death〕(最終確認2021年7月19日)を参考に作成〕

B 微生物学の歴史

学習のポイント

- レーウェンフックは，17世紀に顕微鏡を開発して細菌を発見した．
- イワノフスキーは，19世紀後半にタバコモザイク病の原因が細菌より小さいウイルスであることを発見した．
- パスツールは，スワンネックフラスコを用いて自然発生説を否定した．
- コッホは，「コッホの4原則」により，ある微生物が特定の感染症の病原体となることを示した．
- ジェンナーは，痘瘡の予防接種に牛痘ウイルスを接種する種痘法を，ベーリングは，抗毒素を投与する血清療法を開発した．
- 微生物の歴史的な発見が感染症の予防，治療の発展につながった．

1 微生物の発見

　人類の過去において，微生物に関連した病気が問題となってきた．**結核**はネアンデルタール人の化石にまでさかのぼる人類最古の感染症といわれ，古代エジプト時代のミイラからポリオや痘瘡（天然痘）をわずらっていたことも確認されている．しかし，当時はこれらの伝染病の病原体が発見されていなかったため，諸説が唱えられていた．古代ギリシア時代には，汚れた空気を吸い込むことによって起こるというミアズマ説が合理的な説明として受け入れられていた．中世になると**ペスト（黒死病）**の大流行がしばしばヨーロッパで発生した．さらにコロンブスのアメリカ大陸発見とともに，大陸からヨーロッパに梅毒がもたらされて，各地に拡がった．これらの流行によって，空気の汚染ではなく，患者への直接の接触が伝染の原因であると考えられるようになった．ルネサンス期には，フラカストロ（G. Fracastro, 1483〜1553）の接触伝染説が主流になったが，病原体の発見には至らなかった．

　17世紀になってオランダのレーウェンフック（A. van Leeuwenhoek, 1632〜1723）が，200倍程度に拡大できる単レンズの顕微鏡を開発した（**図4**）．自身の周辺にある材料の観察からヒトの赤血球，精子，細菌などをはじめて観察した．さらに，球菌，桿菌，カビ，原虫などの多くの微生物を実際に見ることに成功し，はじめての微生物発見となった（この時点ではウイルスは発見されていない）．その後，近代微生物学として発展していった．

2 ウイルスの発見

　ロシアのイワノフスキー（D. A. Iwanowski, 1864〜1920）は，1892年に，タバコの葉に斑点を生じる**タバコモザイク病（図5）**の原因が，細菌を通さない細菌ろ過膜を通過するより小さなものであることを報告した．同時期に動物の口蹄疫の病原体

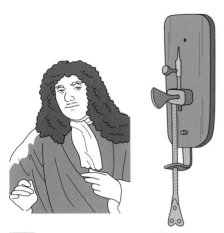

図4 レーウェンフックの顕微鏡

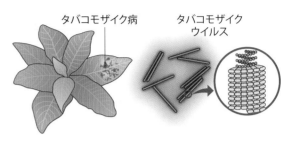

図5 ウイルスの発見

が細菌ろ過膜を通過することも発見された．細菌より小さな未知の病原体が存在すると考えられた．これがウイルス発見の最初であった．その後，1935 年にアメリカのスタンレー（W. M. Stanley, 1904～1971）がタバコモザイクウイルスの結晶化に成功し，1940 年以降，動物，植物，細菌に感染するウイルスが次々と発見され，新しいウイルス学研究へと発展した．

　このように，細菌がはじめて発見されてから約 300 年，ウイルスについては約100 年であり，人類の起源に比べ，その歴史は非常に浅い．微生物学の分野において，われわれが知りうる微生物はほんの一握りである．今後未知の微生物が解明され，われわれの生活に密着した学問としての発展が望まれる．

3 近代微生物学のはじまり

　近代微生物学の基礎を築いたフランスの**パスツール**（L. Pasteur, 1822～1895）とドイツの**コッホ**（R. Koch, 1843～1910）は，「微生物学の開祖」といわれる偉大な科学者である．

　パスツールは，酵母によるアルコール発酵の発見や低温殺菌法（パスツリゼーション），液体培養法，狂犬病ワクチン，ニワトリコレラワクチンなどを開発した．最大の功績の 1 つとして，当時考えられていた，生物は自然に発生するという自然発生説を否定したことがある．通気が可能な**スワンネック（白鳥の首）フラスコ**（**図 6**）に肉汁を入れ，煮沸して放置しても腐敗しないことから，腐敗した肉汁の微生物はすべて外界からの混入によるものと結論付け，生命は生命からのみ生まれることを証明した．パスツールは微生物の生物学，発酵・醸造学的な意義を見出した先駆者である．

　一方，コッホは，固形培地を開発し，そこに増殖する細菌の**集落（コロニー）**を個々に分離して純粋培養する手法を確立した．患者から病原体である**炭疽菌**，**結核菌**や**コレラ菌**を分離して純粋培養することで病原微生物を発見した．コッホは，ある微生物が特定の感染症を引き起こす病原体となるための次の 4 条件を「**コッホの**

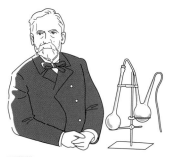
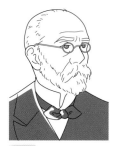

図6 パスツールとスワンネックフラスコ

図7 コッホ

4 原則」として明示した.

　①ある一定の病気には一定の微生物が見出されること
　②その微生物を病巣部から分離できること
　③分離した微生物を感受性のある動物に感染させて同じ病気を起こせること
　④感染した動物の病巣部から同じ微生物が分離されること
　(③，④を 1 つにまとめて「コッホの 3 原則」という場合もある)

　この条件は，多数の感染症で病原体の発見に応用され，多大な貢献をした．現在，ウイルス感染症や日和見感染症の病原体には，この条件を満足しないものも現れている．コッホは，感染症の原因となる病原微生物を発見し，微生物の医学的な意義を解明した先駆者といえる(**図 7**).

4 感染症の予防・治療にかかわる発見

　感染症の予防接種については，「近代免疫学の父」と呼ばれた**ジェンナー**(E. Jenner, 1749〜1823)が，当時大流行していた**痘瘡(天然痘)**の予防に種痘法を開発したことからはじまった．ヒトでは症状が軽く，瘢痕も残らない牛痘ウイルスを接種して痘瘡ウイルスに対する免疫を獲得するというものである．その後，パスツールが炭疽，狂犬病，ニワトリコレラなどに対する**ワクチン**による**予防接種**を次々に開発した．弱毒化した微生物の接種で免疫を獲得できるという発見は，感染症の予防に多大な貢献をもたらした．

　また，感染症の治療において，コッホの門下生であるベーリング(E. A. von Behring, 1854〜1917)と北里柴三郎(1852〜1931)が免疫血清を応用して**破傷風抗毒素**を発見した．ウサギに破傷風菌を少量ずつ注射することで血清中に抗毒素(抗体)が産生され，破傷風の発症を完全に予防することに成功した．ベーリングはこの免疫血清の考えかたをジフテリアに応用し，**ジフテリア抗毒素**をヒトに注射する**抗毒素血清療法**を開発した．

練習問題

以下の文章について正しいものには○，誤っているものには×をつけよう．

Q1　微生物は，その構造や大きさ，増殖様式などの特徴から，細菌，真菌，原虫，ウイルスの 4 種類に大別される．

Q2　細菌は，核膜をもち有糸分裂する真核生物である．

Q3　真菌は，核膜を欠き二分裂を行う原核生物である．

Q4　ウイルスは，核酸とタンパク質からなる原核生物である．

Q5　レーウェンフックは，顕微鏡を開発してはじめて細菌を観察した．

Q6　パスツールは，ニワトリコレラ菌の弱毒化およびワクチンの開発に成功した．

Q7　コッホは，結核菌，コレラ菌，炭疽菌を発見した．

2 微生物学の基礎

Ⓐ 微生物の種類

学習のポイント

- 微生物は 0.01〜100 μm 程度の大きさである.
- グラム染色法では, 微生物の細胞壁構造の違いにより染まりかたが異なる.
- 微生物はその形態や生化学的性状から分類されてきたが, 最近では, 16S リボソーム RNA の相同性により再編されている.
- 微生物の種名は, 属名と種名(種形容語, 種小名)の二名法で表記される.

1 微生物の大きさ

　微生物とは, 目に見えない小さな生物に対する総称である. ウイルスを生物に含めるかどうか議論は分かれるが, ウイルスから, 細菌, 酵母などの真菌, 原虫までの範囲が, おおむね微生物として取り扱われる. 大きさでは 0.01〜100 μm 程度の範囲になる(1 章図 1 参照).

2 微生物の分類と名称

a 形態による分類

　細菌を最初に分類したのは 1872 年のドイツのコーン(F. J. Cohn, 1828〜1898)といわれている. 顕微鏡観察による形態から 4 族 6 属に分類された. 当時, 分類に用いられた形態は微生物の名前の由来の 1 つになっており, **球菌**(*coccus*), **桿菌**(*bacillus*), **ビブリオ**(*vibrio*), **らせん菌**(*spirillum*), **スピロヘータ**(*spirochaeta*)など, 現在も継承されている. 細菌の主な形態を**図 1**にまとめた.

b グラム染色法による分類

　1884 年には, 細菌の細胞壁の構造的な違いを分類できる染色法がデンマークのグラム(H. C. J. Gram, 1853〜1938)により開発され, **グラム染色法**として分類法の 1 つに加えられた. この染色法による分類は, 現在も用いられている. **グラム陽性**

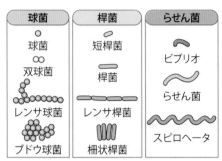

図1 細菌の主な形態

球菌	桿菌	らせん菌
球菌	短桿菌	ビブリオ
双球菌	桿菌	らせん菌
レンサ球菌	レンサ桿菌	スピロヘータ
ブドウ球菌	柵状桿菌	

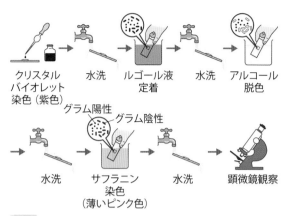

図2 グラム染色法

グラム染色法の手順：クリスタルバイオレット染色液に1分30秒ほど浸漬し，軽く水洗した後，ルゴール液（ヨウ素定着液）に30秒ほど浸漬する．軽く水洗した後，エタノール（またはアセトン・エタノール混合液）に30秒ほど浸漬して脱色し，軽く水洗後，サフラニン染色液に30秒ほど浸漬する．水洗後，水分を除き顕微鏡観察する．

表1 グラム染色法による細菌の分類

グラム染色	例
陽性	黄色ブドウ球菌，ボツリヌス菌，ウェルシュ菌，セレウス菌など
陰性	大腸菌・病原大腸菌，カンピロバクター，サルモネラ，腸炎ビブリオ菌など

細胞壁の構造の違い（グラム陽性か陰性か）により，効果的な抗生物質に違いが生じる．抗生物質のアンピシリンやセファゾリンはグラム陽性の球菌に効果が高く，セフタジジムはグラム陰性の桿菌への効果が高い．

菌（Gram-positive bacteria）では，外膜はないが，**ペプチドグリカン**（peptidoglycan）層が厚いため，漏出が少なく，脱色されないまま色素が細胞質内部に残る．一方，**グラム陰性菌**（Gram-negative bacteria）の外膜はアルコールなどで容易に破壊され，ペプチドグリカン層が薄いため，細胞質内部の色素が漏出して脱色される（**図2**）．主なグラム陽性菌とグラム陰性菌を**表1**に示した．

c rRNA による分類

1900年には，ドイツのミグラ（W. Migula，1863～1938）らにより，生理学的な特徴が分類に加えられている．このように，微生物の分類は，その後，形態的特徴（細胞の形など），生理学・生化学的性状（糖の資化性，生育温度，生育 pH など），化学分類学的性状（菌体の脂肪酸組成など）の違いに基づいて行われてきた．1970年代から進化を反映すると考えられるリボソームを構成する RNA（**リボソーム RNA**[**rRNA**]）のうち，16S の大きさの rRNA（真核生物では 18S の rRNA）の配列の相同性をもとにした分類が主流となっている．

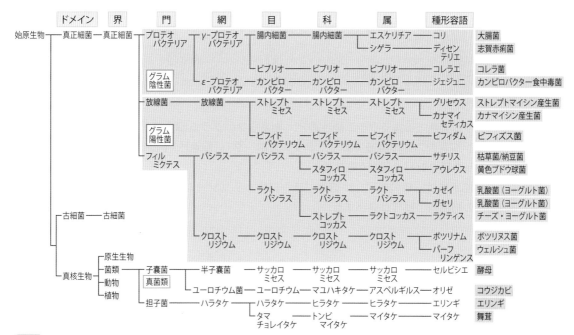

図3 代表的な微生物の分類図

カタカナ表記は，ラテン語読み，英語読みなどを統一せずもっとも普及していると思われる表記を記載した．

d 微生物の系統的な分類

　微生物の分類において，他の個体群とは特徴や性状の異なる最小単位が「種（spiecies）」であり，基本的な構造や性質がほとんど共通で，わずかな違いでのみ区別できる種のまとまりが「属（genus）」である．「属」の集合が「科（family）」というように，微生物の進化・系統を反映させ，それぞれまとめられ，最終的に3つのグループ（**ドメイン**[domain]）に分類されると考えられている[1]．それぞれ小さいまとまりから，「種」，「属」，「科」，「目（order）」，「綱（class）」，「門（division）」，「界（kingdom）」，「ドメイン」とされる（**図3**）．

　微生物の系統的な分類では，真正細菌界の放線菌門とフィルミクテス（*Firmicutes*）門に属する微生物はグラム陽性菌に分類され，真正細菌界のプロテオバクテリア（*Proteobacteria*）門と原生生物界に属する微生物がグラム陰性菌に分類される．

e 微生物の命名法

　微生物の種名は**二名法**[2]に基づき，系統的な分類における「属」名と「種」名（種形容語，種小名）からなり，ラテン語で綴られる．通常は「属」名の先頭の文字は大文字でイタリック体（斜体）で書かれる（イニシャルのみで略す場合もある）．イタリック体表記ができない場合，下線を付けて表記してもよい．日本語表記の場合はカタカナで表記される[3]．大腸菌を例にすると，「属」名が *Escherichia*，「種形容語」は *coli* であり，欧文では *Escherichia coli* または *E.coli* などと表記される．

　「種」では分類できないわずかな違いがある場合，「種」の下に「亜種」が設けられる場合もある（subspiecies，subsp. や ssp. などと略記する場合もある）．

[1] 1990年，アメリカのウーズ（C.R.Woese, 1928～2012）らによるドメイン説を基準にした．

[2] 二名法　1753年にスウェーデンのリンネ（C.V.Linné, 1707～1778）が採用し，普及した．

[3] カタカナ表記の場合はラテン語読みかギリシャ語読みが基本であるが，最近では英語読みの表記も普及している．大腸菌を例にすると，カタカナ表記の場合，ラテン語のエスケリチア・コリ，ドイツ語のエシェリヒア・コリー，英語のエシェリヒア・コーライなどと表記される．

B　微生物の構造

学習のポイント

- 細菌には，グラム染色で染まるグラム陽性菌と，染まらないグラム陰性菌が存在する．
- 細胞膜は，リン脂質の二重膜構造であり，トランスポーター（輸送体）や受容体（レセプター）などの機能をもった膜タンパク質が存在する．
- 真核生物の細胞内には，核の他に，小胞体，ゴルジ体，リソソーム，ペルオキシソーム，エンドソームなどの細胞内小器官が存在する．

1　原核生物の構造

a　細胞構造

　細菌は**原核細胞**（prokaryote）からなる．原核生物では，細胞内に特定の細胞内小器官（organelle）は確認されない．原核生物の構造の例を**図4**に示した．

　原核生物の細胞の表面は**細胞表層**（cell surface）と呼ばれ，**細胞膜**（plasma membrane）と**細胞壁**（cell wall）などから構成される．また，細胞内は電解質（electrolyte）などを含む水で構成される**細胞質**（cytoplasm）で満たされ，細胞質には遺伝情報をもつ**DNA**からなる**核様体**（nucleoid）と環状DNAである**プラスミド**（plasmid），タンパク質合成の場である**リボソーム**（ribosome）が存在する．

b　細胞表層

　原核生物の細胞表層はグラム染色法で青色に染まるグラム陽性菌と，染まらないグラム陰性菌（後染色で赤色を呈する）でその構造が異なる（**図5**）．

　グラム陽性菌の細胞膜は，スフィンゴミエリンやホスファチジルコリン，ホスファチジルセリンなどの**リン脂質**[4]（phospholipid）からなる**二重膜構造**であり，その外側にペプチドや**多糖**/糖鎖（ポリサッカライド［polysaccharide］）からなる**ペプチドグリカン層**で構成される細胞壁が存在する．ペプチドグリカン層には，グリセロールリン酸またはリビトールリン酸のポリマー（重合体）であるタイコ酸（teichoic acid）やタイコ酸に脂質が結合したリポタイコ酸（lipoteichoic acid）が存在する．

[4] リン脂質　グリセリンに1分子のリン酸誘導体と2分子の脂肪酸が結合したもの．リン酸誘導体はリン酸にセリン，アセチルコリン，スフィンゴシンなどが結合したもの．脂肪酸には，ステアリン酸，オレイン酸，リノール酸，アラキドン酸，リノレン酸などが存在する．

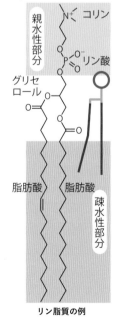

リン脂質の例

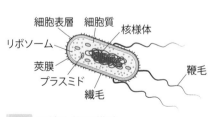

図4　原核生物の構造

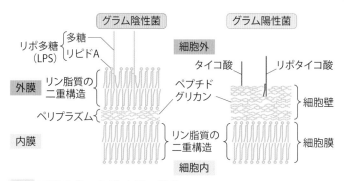

図5 原核生物の細胞表層の構造

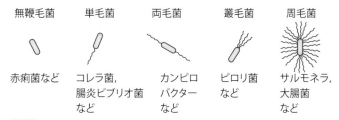

無鞭毛菌：nonflagellate bacteria
単毛菌：monotrich
両毛菌：amphitrichate
叢毛菌：lophotrichea
周毛菌：peritricha

図6 鞭毛の本数や生えかた

　グラム陰性菌の細胞膜も，グラム陽性菌と同様，リン脂質の二重膜構造であり，その外側に薄いペプチドグリカン層とさらにその外側のリン脂質の二重膜構造からなる細胞壁が存在する．グラム陰性菌のペプチドグリカン層は**ペリプラズム**（periplasmic space）とも呼ばれ，外側の二重膜構造には，リン脂質と構造の類似したリピドA（Lipid A）に多糖が結合した**リポ多糖**（LPS）が存在する．リポ多糖は，**エンドトキシン**（内毒素）やO抗原となり，微生物によっては抗原の型でも分類される．

LPS：lipopolysaccharide

　微生物によっては細胞表層が防御の機能を有する莢膜（capsule）で覆われているものもあり，付着の機能を有する**繊毛**（線毛）（cilia/pili）や運動性に用いられる**鞭毛**（flagellum）が存在するものもある．鞭毛は抗原性が強く，その抗原はH抗原と呼ばれる．鞭毛の本数や生えかたの違いにより分類されている（**図6**）．

2 真核生物の構造

a 細胞構造

　真核細胞（eukaryote）からなる微生物は，**真菌**（fungus）である**酵母**（yeast）と**カビ**，**キノコ**や**原虫**（protozoa）である．さらに**寄生虫**（parasite），動物，植物なども真核細胞からなっている．原核生物である細菌に加え，酵母と原虫は単一の細胞で生活環（life cycle）を形成する単細胞生物（unicellular organism）であり，カビやキノコなどはいくつかの細胞が集合して**多細胞生物**（multicellular organism）の様態をもつ．寄生虫，動物，植物も多細胞生物であり，真菌や植物細胞には細胞壁が存在する．

　真核生物のうち，真菌として代表的な酵母の構造を**図7**に示した．真核生物は，

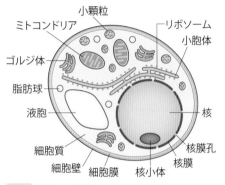

図7 酵母の構造

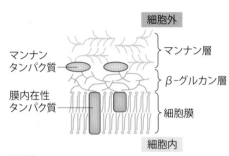

図8 酵母の細胞表層

原核生物と同様に，細胞表層により外界と区別される．細胞内は，原核生物と同様，電解質などを含む水で構成される細胞質で満たされているが，さまざまな**細胞内小器官**が存在する．

b 細胞表層

細胞表層は，原核生物のグラム陰性菌と同様に，リン脂質の二重膜構造をもつ細胞膜をもつ．一方，原核生物と異なる点として，細胞壁は，β-グルカン層と，酵母ではマンナン層，カビやキノコ類ではキチン層の二層（一部のカビ類ではキトサン層とキチン層の二層）で構成される．膜には原核生物にも存在する**膜タンパク質**（membrane protein）が存在する（**図8**）．膜タンパク質には，**トランスポーター**（**輸送体**[transporter]）や**受容体**（**レセプター**[receptor]）などの機能を有するものもある．

c 細胞内小器官

遺伝情報を担う DNA は，**核膜**（nuclear membrane）で覆われた**核**（nucleus）の内部に存在し，核内には rRNA を含む分子密度の高い**核小体**（nucleus）といわれる領域が存在する．核膜には**メッセンジャーRNA**（**mRNA**）などが通過する**核膜孔**（nuclear pore）が空いている．その他にも，mRNA からタンパク質を合成するリボソームとタンパク質の高次構造を効率的に形成する**小胞体**（endoplasmic reticulum），タンパク質の化学修飾などを行う**ゴルジ体**（Golgi body），**オートファジー**（自食，autophagy）などの場でもある**液胞**（vacuole）が存在する．遺伝子から合成された酵素（enzyme）などは，**リソソーム**（lysosome），**ペルオキシソーム**（peroxysome），**エンドソーム**（endosome）などの**小顆粒**（granue）内に貯蔵され，エンドソーム内の酵素などは細胞膜から細胞外へと放出される（**図9**）．

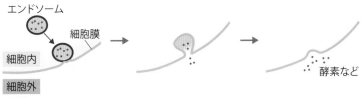

図9 酵素などの細胞外への放出

コラム

膜輸送と受容体

　膜輸送には，細胞内と細胞外の濃度勾配に逆らわずに輸送する受動輸送（passive transportation）と，濃度勾配に逆らって輸送する能動輸送（active transportation）が存在する．

　受動輸送は，細胞膜をそのまま通過する単純拡散，チャネルタンパク質を介する輸送，輸送タンパク質を用いた輸送が存在し，単純拡散とチャネルタンパク質を介した輸送では，輸送される分子やイオンに特異性が低く，輸送タンパク質を用いた輸送では特異性が高くなる．能動輸送では，輸送タンパク質が用いられ，ATPなどのエネルギーを使用することで濃度勾配に逆らうポンプ輸送を実現している．輸送タンパク質を用いる輸送のうち，受動輸送では細胞外のグルコースをすみやかに細胞内に取り込むグルコーストランスポーター，能動輸送では細胞内のナトリウムイオン（Na^+）を細胞外に排出し，代わりにカリウムイオン（K^+）を細胞内に取り込むナトリウム・カリウムポンプなどの例がある．多細胞生物の場合は，これらの輸送に加え，細胞の間を通過する細胞間輸送が存在する．

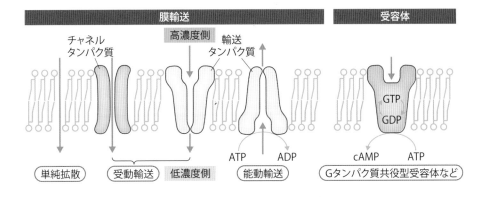

　また，甘味，うま味，苦味，アドレナリン，ドーパミン，ヒスタミンなどの受容体では，アデニル酸シクラーゼの活性を促進したり，抑制したりして，細胞内のセカンドメッセンジャーであるサイクリックAMP（cAMP）の濃度を変化させたり，ホスホリパーゼCを活性化して，同じくセカンドメッセンジャーであるイノシトール三リン酸の濃度を上昇させる．また，インスリン受容体では，チロシンキナーゼを変化させてタンパク質のチロシン残基をリン酸化し，結果的にグルコースの細胞内への取り込みを促進させる．

表2 真核生物と原核生物の違い

細胞内小器官	原核生物（細菌）	真核生物			
		真菌	原虫	植物細胞	動物細胞
核	×	○	○	○	○
ミトコンドリア	×	○	○	○	○
葉緑体	×	×	△	○	×
液胞（発達したもの）	×	○	○	○	×
細胞膜	○	○	○	○	○
細胞壁	○	○	△	○	×

d　原核生物との違い

　真核生物と原核生物の細胞構造の違いを**表2**にまとめた.

3 ウイルスの構造

　ウイルス[5]の基本的な構造は，核酸が**カプソメア**（capsomere）と呼ばれるタンパクに囲まれた**ヌクレオカプシド**（nucleocapsid）[6]で，ヌクレオカプシドは正二十面体構造（球状ウイルス）か，らせん状構造（棒状ウイルス）が多い.また，ヌクレオカプシドがリン脂質の二重膜構造の**エンベロープ**（envelope）で囲われているものもあり（エンベロープ型ウイルス），エンベロープの表面には**スパイク**（spike）と呼ばれる糖タンパクの突起が存在する.代表的なウイルスの形態を**図10**に示した.

　ウイルスの核酸は，DNAかRNAかのどちらかになる.代表的なDNAウイルスとRNAウイルスを**表3**にまとめた.

4 原虫の構造と生活環

a　細胞構造

　原虫は，真核細胞で，核などの細胞内構造をもつ.単細胞でありながら，運動能力や捕食能力を有する.

[5] ウイルス　ウイルスの表記は，ラテン語表記のウイルス，ドイツ語表記のビールス，英語表記のバイラスなどがあるが，日本語表記はウイルスで統一されている.

[6] ヌクレオカプシド　核酸はカプソメアと呼ばれるタンパク質に囲まれている.この塊をヌクレオカプシドという.

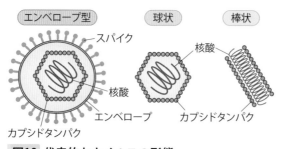

図10 代表的なウイルスの形態

表3 ウイルスの種類

核酸	形状	ウイルスの例
D N A	エンベロープ型	ヘルペスウイルス，B型肝炎ウイルス，痘瘡ウイルスなど
	球状	アデノウイルス，ヒトパピローマウイルスなど
R N A	エンベロープ型	インフルエンザウイルス，コロナウイルス，エボラウイルス，ヒト免疫不全ウイルス（HIV），麻疹ウイルス，C型肝炎ウイルス，風疹ウイルスなど
	球状	ノロウイルス，ロタウイルス，ポリオウイルス，A型肝炎ウイルスなど
	棒状	タバコモザイクウイルス，植物ウイルスなど

b 生活環

　ヒトにしか寄生できないもの（マラリア原虫，イソスポーラなど）と，**人畜共通感染症（人獣共通感染症 / 動物由来感染症）**（zoonosis）を起こすもの（赤痢アメーバ，トキソプラズマ，クリプトスポリジウムなど）がある．原虫の生活環の概略を**図11**に示した．原虫の成虫は，主に寄生生活をおくる**宿主**（host）と呼ばれるヒトなどの生体内で**オーシスト**（接合子嚢[oocyst]，卵のようなもの）と呼ばれるザイゴート（接合子[zygote]）を内在する子嚢を形成し，寄生しているヒト・動物の体外へ放出される．このオーシストが，一時的に寄生生活をおくる中間宿主と呼ばれるヒトなどの生物内で**シスト**（嚢子[cyst]，サナギのようなもの）を形成し，寄生しているヒト・動物の体外へ放出され，宿主の体内へと戻る．

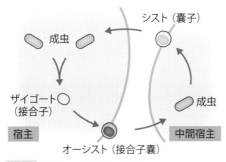

図11 原虫の生活環の概略

C 微生物の生育と培養

学習のポイント

- 微生物は，酸素に対する感受性から，好気性菌(偏性好気性菌)，微好気性菌，通性嫌気性菌，偏性嫌気性菌に分類される.
- 細菌は，分裂により2倍，2倍と増える. 分裂してから次に分裂するまでの時間を世代時間という.
- 微生物の生育は，誘導期，対数増殖期，静止期，減退期があり，対数増殖期は微生物が激しく分裂する活動的な時期である.
- 一般的な微生物汚染の指標には，標準寒天培地で計測する一般生菌数が用いられる.

1 微生物の生育因子

　微生物は地球上のさまざまな環境で生育可能であるが，これは，その種類が多大であるためであり，個々の微生物をみると，その生育可能な環境はそれほど広いものではない. 酸素の有無や，生育環境における温度やpHなどに大きく影響を受ける.

a 酸　素

　酸素は酸化力が高いため，多くの微生物にとって有害であるが，酸素により，効率的にエネルギーを得ることも事実である. この酸素に対する感受性から，微生物は，**好気性菌**(aerobes)，**微好気性菌**(microaerophile)，**通性嫌気性菌**(facultative anaerobe)，**偏性嫌気性菌**(obligate anaerobes)に分類される[7].

　好気性菌は**偏性好気性菌**(obligate aerobes)とも呼ばれ，酸素を用いた**好気呼吸**(**酸素呼吸**[aerobic respiration])によりエネルギーを得ることができ，酸素存在下でないと生育できない. 一方，嫌気性菌は，酸素を用いない嫌気呼吸(anaerobic respiration)などの方法でエネルギーを得ており，酸素存在下では生存できないものである. 微好気性菌は酸素濃度が3～15%(通常の酸素濃度は約21%)で生育する微生物である. また，通性嫌気性菌は，酸素があってもなくても増殖可能な微生物で，酸素があった場合に好気呼吸を行うものと，酸素があった場合でも発酵または嫌気呼吸を行うものとに大別される. 微生物の酸素感受性の違いを**表4**に示した.

[7] 好気性菌, 微好気性菌, 通性嫌気性菌, 偏性嫌気性菌は, それぞれ, aerobic bacteria, microaerobic bacteria, facultative anaerobic bacteria, anaerobic bacteria と表記される場合もある.

b 温　度

　微生物は広い温度帯で生育可能であるが，それぞれの種において，生育可能な温度域が決まっている. 生育可能な温度域を生育温度域(発育温度域)といい，とくに活発に生育できる温度域を至適生育温度域(最適温度域)という. 一般的な微生物の生育温度域は5～45℃であり，**中温性菌**(mesophile)に分類される. 中温性菌の至

表4 微生物の酸素感受性

分類	酸素に対する感受性		例
好気性菌	酸素がないと生育できない		放線菌，枯草菌，一般的なカビなど
微好気性菌	通常より低い酸素濃度で生育する		カンピロバクターなど
通性嫌気性菌	酸素の有無に関係なく生育できる	酸素があると好気呼吸，ないと発酵・嫌気呼吸	酵母，大腸菌，黄色ブドウ球菌など
		酸素があってもなくても発酵・嫌気呼吸	乳酸桿菌
偏性嫌気性菌	酸素があると生育できない		ボツリヌス菌，ウェルシュ菌，ビフィズス菌など

表5 生育温度域による微生物の分類

分類	生育温度域	例
低温性菌	0℃以下でも生育可能	リステリア菌，セラチア菌など
中温性菌	5〜45℃で生育可能	一般的な細菌，食中毒菌，酵母，カビなど
高温性菌	至適生育温度域が50〜60℃	好熱乳酸桿菌など

適生育温度域は25〜35℃付近であることが多い．0℃以下でも生育可能な微生物は**低温性菌**（psychrophile），至適生育温度域が50〜60℃のものは**高温性菌**（thermophile）として分類されている．高温性菌のうち，とくに酸性で生育するものは**耐熱性好酸性菌**（TAB）[8]とされている．

また耐熱性（65℃10分以上で死滅しない）の**芽胞**（spore）や**胞子**（spore）を形成して高温での生存を可能にしている細菌やカビなども存在する．これらは**耐熱性菌**（thermoduric bacteria）として分類される．

生育温度域による微生物の分類の例を**表5**に示した．

c pH

一般的な微生物は，生育可能域がおおむねpH 4.6〜9.0の範囲にある．この中でも細菌の最適な生育pHは，おおむねpH 6.0〜7.5の範囲にあり，酵母・カビ，乳酸菌は，pH 5.0〜6.0の酸性領域を好み，病原菌や腸内細菌ではpH 7.0〜8.0が好まれる．

おおよそpH 4.6以下の酸性領域でのみ生育できるものを**好酸性菌**（acidophile），pH 9.0以上のアルカリ性領域で生育できるものは**好アルカリ性菌**（alkaliphile）に分類されている[9]．生育に適するpHの例を**表6**に示した．

d 塩分濃度

非好塩性菌は，生育に最適な塩分濃度[10]が0％〜おおむね1.2％（0〜0.2モル，生理食塩水より少し濃い濃度まで）の範囲にあり，一般的な細菌やカビ・酵母が分類

TAB：thermophilic acidophilic bacteria

[8] 耐熱性好酸性菌（TAB） 特徴は以下のとおりである．
①高温性（45〜55℃で増殖良好）
②好酸性（pH4.5付近で生育良好）
③耐熱性の芽胞を形成する
④好気性
⑤栄養要求性（ビタミン・アミノ酸などの要求性）が低い
⑥果汁飲料などの変敗

[9] 好酸性菌，好アルカリ性菌は，それぞれ，acidophilic bacteria, alkaliphilic bacteriaと表記される場合もある．

[10] 塩分濃度（塩化ナトリウム濃度）の分類について，生育可能な塩分濃度の範囲をモル濃度で分類するほうが主流であるが，水分活性などの関連を考え，重量％濃度で表記した．

表6 生育に適するpHの範囲

分類		主な特徴	例
好酸性菌	高度好酸性菌	pH4.0以下で生育可能	古細菌，耐熱性好酸性菌など
	好酸性菌	pH4.0〜4.6で生育良好	
中性菌		pH5.0〜6.0で生育良好	酵母・カビ，乳酸桿菌など
		pH6.7〜7.5で生育良好	一般的な細菌
		pH7.0〜8.0で生育良好	腸内細菌など
好アルカリ性菌	好アルカリ性菌	pH9.0以上で生育可能	好アルカリ性バシラス属菌など
	絶対好アルカリ性菌	pH9.0以上でないと生育できない	

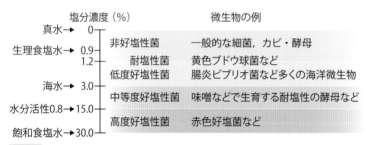

図12 微生物の生育における塩分濃度の影響

される．**耐塩性菌**（halophilic bacterium）は，1.2％以下の塩分濃度で良好に生育するが，1.2％以上でも生育可能である．**低度好塩性菌**は，生育に最適な塩分濃度範囲がおおむね1.2〜3％（0.2〜0.5モル，ほぼ海水の濃度まで）で，多くの海洋細菌が分類される．**中等度好塩性菌**では，おおむね3〜15％（0.5〜2.5モル，水分活性がほぼ0.8まで）で生育可能であり，**高度好塩性菌**はおおむね15〜30％（2.5〜5.2モル，ほぼ飽和食塩水の濃度まで）で生育可能である．生育における塩分濃度の影響による微生物の例を**図12**に示した．

e 水分活性

微生物が生育するためには**自由水**が必要である．検体に含まれる自由水の有無を表す指標には**水分活性**（Aw）値が用いられ，水の蒸気圧（P_0）に対する検体の蒸気圧（P）の割合で求められる（**図13**）．自由水とは単純には，絞ったり乾燥したりするとでてくる水であり，物質などの空間に保持された水である．一方，微生物は結合水を利用できない．結合水は，物質に化学的に結合（水素結合など）した水のことである．

水分活性値を求める式より，Aw値は，0〜1.00の範囲の数値を示し，一般細菌は，おおむね0.91以上，一般的な酵母は0.87以上，一般的なカビは0.80以上の水分活性の範囲で生育可能である．Aw値が0.50以下ではすべての生物が生育できないとされている（**図14**）．Aw値が小さいほど（図14で下にいくほど），微生物は生育しにくくなる．

Aw：water activity

水分活性（Aw）値＝検体の蒸気圧（P）÷ 水の蒸気圧（P_0）

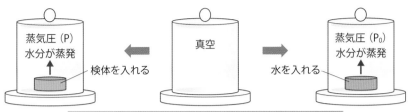

図13 水分活性値の測定

砂糖（%）	食塩（%）	水分活性（Aw）値	微生物の状態
0	0	— 1.00 —	
44	8	0.95	大腸菌・緑膿菌，一部の芽胞形成菌の生育限界
		0.91	大部分の細菌の生育限界
59	14	— 0.90 —	
		0.87	大部分の酵母の生育限界
飽和		0.86	
	19	— 0.80 —	大部分のカビ，黄色ブドウ球菌の生育限界
	飽和	0.75	好塩性菌の生育限界
		— 0.70 —	
		0.65	耐乾性カビの生育限界
		— 0.60 —	耐浸透圧酵母の生育限界
		— 0.50 —	ほとんどの微生物の生育限界

図14 水分活性値と微生物の状態

2 微生物の増殖

a 細菌の増殖

細菌は二分裂により増殖する．分裂時，細胞が大きくなり，遺伝子などが倍加して細胞の両端に集まり，中央部にくびれができて分裂する(**図 15**)．

細胞が分裂を開始してから，次に分裂を開始するまでの時間を**世代時間**(generation time)という．最適条件下での微生物の世代時間の例を**表 7** に示した．

バシラス属やクロストリジウム属の細菌の場合，周囲の生活環境によっては遺伝情報を閉じ込めた芽胞を細胞内に形成する場合がある．芽胞はグラム染色では染ま

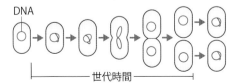

図15 原核生物の分裂

表7 微生物の世代時間

微生物	世代時間	最適な条件など
腸炎ビブリオ菌	約10分	35～37℃，pH7.6～8.0，塩分濃度2～3%
サルモネラ菌	約20分	30～40℃，pH7.0～8.0
大腸菌	約20分	30～35℃，pH7.0～7.5，好気性
黄色ブドウ球菌	約30分	35～40℃，pH6.0～7.0
酵母	1.5～2.5時間	pH4.0～6.0，30℃前後

らないため細胞内で透明に見える[11]．この芽胞は，熱や乾燥に強く，化学物質にも耐性を示し，環境が生活に適した状態になると，発芽し，成長して分裂可能な栄養細胞となる（**図16**）．

b　真菌の増殖

　真菌には，酵母の他，カビなどの**糸状菌**（filamentous fungus）やキノコなどの**担子菌**（basidiomycete）が含まれるが，食品の汚染などでは，とくに酵母やカビの増殖が問題となっている．以下に，酵母とカビの増殖例を示した．

1┃酵母の増殖

　出芽酵母（*Saccharomyces cerevisiae*など）の増殖過程（生活環）を**図17**に示した．胞子が発芽し，成長して栄養細胞となった酵母は，細胞分裂により増殖を繰り返す．あるとき，**無性胞子**（asexual spore）を形成し，生活環を繰り返す．また，他の個体と接合体を形成し，**2倍体**（diploid，染色体が2倍ある状態）のまま細胞分裂を繰り返し増殖する．この2倍体は，あるとき，**減数分裂**（meiosis）により**有性胞子**（sexual spore）を形成し，生活環を繰り返すことができる．

2┃糸状菌の増殖

　菌類に属する微生物は，それぞれ科の違いでさまざまな生活環を有している．カビなどに代表される糸状菌のうち，**コウジカビ**（*Aspergillus oryzae*など）とも呼ばれる**麹菌**の生活環を**図18**に示した．糸状菌は，酵母などのように分裂後に個体がバラバラにならず，それぞれが連なった状態の**菌糸**（hypha）として増殖して

[11] 芽胞を特異的に染色する方法では，緑の色素であるマラカイトグリーン（ブリリアントグリーン）を用いるウィルツ法（Wirtz–Conklin spore staining technique）が用いられる．ウィルツ法では，芽胞を含む菌体をマラカイトグリーンで染色した後，サフラニン色素で後染色を行うことで，菌体は赤，芽胞は緑に染め分けられる．

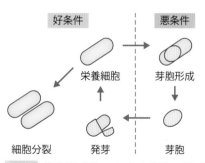

図16 芽胞形成菌における芽胞の形成

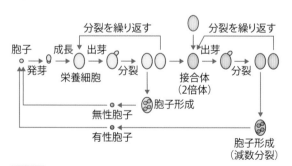

図17 出芽酵母の生活環

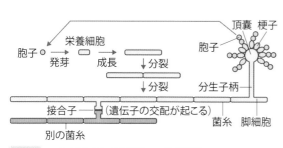

図18　コウジカビ（麹菌）の生活環

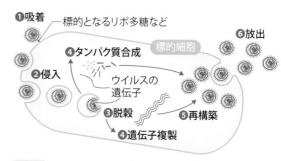

図19　インフルエンザウイルスの増殖

いく.

c　ウイルスの増殖

ウイルスは他の微生物とは異なり，タンパク質合成や遺伝子複製に必要な酵素をもたず，単独では増殖できない．**宿主**と呼ばれる動物や植物の細胞内に寄生し，自身のRNAまたはDNAとタンパク質を宿主細胞に生産させて増殖する.

ウイルスは，スパイクなどを利用して（**B** 3 参照），宿主細胞の中でも標的とする細胞（**標的細胞**[target cell]）の表面にくっつき（**吸着**[adsorption]），細胞膜から細胞内へと入り込む（**侵入**[penetration]）[12]．細胞内に侵入したウイルスは自身のエンベロープやカプシドを破壊してRNAまたはDNAを細胞内に放出する（**脱殻** [disruption]）．宿主細胞は，この遺伝情報からウイルスのRNAまたはDNAを複製したり（遺伝子複製），ウイルスのタンパク質を合成してしまい（タンパク質合成），ウイルスが細胞内で形成される（**再構築**[assembly]）．宿主細胞内で大量に再構築されたウイルスは，宿主細胞外へ出ていき（**放出**[release]），他の細胞へと感染する.**インフルエンザウイルス**の増殖の過程を模式的に**図19**に示した.

[12] 細胞内の小顆粒であるエンドソームが酵素などを細胞外に放出する（図9参照）.逆方向のようなルートで細胞内に侵入する.

3 微生物の培養

a　液体培地と固形培地

細胞や微生物を生育させるためには，栄養源を含む人工的につくられた環境が必要になる．これは**培地**(medium)といわれる．真菌や細菌などの微生物の場合，培地には，栄養素として，炭素源，窒素源，ビタミン類，無機塩類などを水に溶かしたもの（**液体培地**[liquid medium]）や，これに寒天を加えて固めたもの（**固形培地** [solid medium]）を用いる.

液体培地は，試験管，フラスコなどで用いられ，固形培地は，試験管やシャーレまたはペトリ皿と呼ばれる容器などで用いられる（**図20**）．さらに，大量に菌を培養する場合には，微生物を生育するためにつくられたジャー・ファーメンターなどが用いられる（**図21**）.

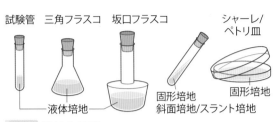

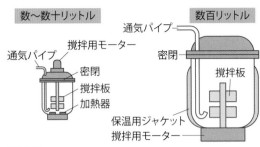

図20 培地と容器

図21 ジャー・ファーメンター

b　微生物の培養と生菌数

　一般的な細菌や酵母を閉鎖系で培養した場合，その閉鎖系で生育している菌の数（**生菌数**［viable cell count］）は**図 22** のように変化する．最初は，その環境に慣れるために増殖の速度は比較的ゆっくり分裂する．これは誘導期（lag phase）などと呼ばれる．その後，活発な増殖が起こり，生菌数が指数的に増えていく．これは**対数増殖期**（logarithmic growth phase/exponential growth phase）と呼ばれる．その後，閉鎖系中に菌の数が多くなり，栄養素が減少し，また，老廃物などが蓄積して，死滅する菌の数が増加して増殖する菌の数と死滅する菌の数が均衡し，見かけ上，生菌数が変わらなくなる．これは静止期（resting phase）と呼ばれる．その後，環境がさらに悪化し，増殖速度が低下し，死滅する菌の数が増加して，生菌数が減少する．これは減退期（decline phase）と呼ばれる．

　培養液など生きた菌を含む溶液を適切に希釈して，適切量を菌個体がバラバラになるように固形培地（通常はシャーレの寒天培地が用いられる）の表面に広げて塗布し，2 日ほど，30～37℃で培養する．菌個体は固形培地上では移動できないため，その場所で分裂を繰り返して増殖し，**コロニー**（colony）と呼ばれる塊を形成する．増殖して，おおよそ 1 億個体を超えると肉眼で観察できる大きさになる（**図 23**）．

　コロニーはもともと 1 個体から増殖したものであり，生じたコロニーの数をカウントし，希釈率を掛けることで，もとの培養液で生育していた菌の個体数が計算できる．固形培地上で菌が増殖しないとコロニーが計測できず，生きた菌のみ計測できることから，生菌数と呼ばれる．

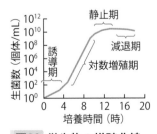

図22 微生物の増殖曲線

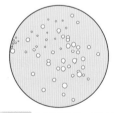

図23 固形培地で生育したコロニー

c　一般生菌数と大腸菌群

1▐　一般生菌数

　一般的な細菌などの微生物を生育させる目的では，標準液体培地が用いられる．この標準液体培地は，炭素源としてグルコース，窒素源としてペプトン（ミルクカゼインをペプシンかパンクレアチンで消化したものなど），ビタミンや無機塩類として酵母エキス（ビール酵母やパン酵母を破壊して得られた抽出物）を混合した水溶液であり，これに寒天を加えて固めた**標準寒天培地**が，一般的な細菌の分離や生菌数の測定に用いられる．

　野菜や刺身の破砕液などを，標準寒天培地を用いて培養した場合，野菜や刺身などに付着して生息していたさまざまな菌がそれぞれコロニーを形成する．標準寒天培地上で生育したすべての菌を一般生菌と呼び，この生菌の数を**一般生菌数**（aerobic plate count）としている．一般生菌数は，標準寒天培地で，好気的な条件で35℃，48時間培養して生育した中温性の細菌数と定義され，食品の衛生学的品質の評価に用いられる．一般生菌数が多い場合，食中毒などを引き起こす可能性が高くなり，その食品の加工・製造・輸送・貯蔵などの過程で，衛生的な取り扱いがされていなかった，温度管理が不適切であったなどが示唆される．

2▐　大腸菌群

　とくに食品で憂慮すべきは，食品の汚染などが原因となる下痢性の感染症である．これらの感染症は経口感染（糞口感染）によるものが多く，糞便汚染が主な原因と考えられている．糞便汚染の可能性を示す指標として，**大腸菌群**（coliform，

食品における微生物についての規格基準

　日本で製造・販売される食品には食品別にさまざまな規格基準が設定されており，原料の品質の適切さや，食品の衛生的な取り扱いなど，安全性が評価されている．食品における微生物についての規格基準は，「食品，添加物等の規格基準」，「乳及び乳製品の成分規格等に関する省令」および各食品の「衛生規範」に記載されている．そこで挙げられている微生物は，一般生菌数（細菌数），大腸菌群，大腸菌，黄色ブドウ球菌，腸球菌，緑膿菌，腸内細菌科菌群，サルモネラ属菌，リステリア・モノサイトゲネシス，クロストリジウム属菌，腸炎ビブリオ，乳酸菌，酵母，カビなどであり，とくに一般生菌数の菌数の制限と大腸菌群が陰性であることを求められているものが多い．

　本来，糞便汚染の指標として大腸菌そのものを測定しようとした．しかし，規格として立案された1971年当時の培養技術では大腸菌のみを検出する技術がなく，大腸菌に類似した細菌群をもって大腸菌の代わりとした．当然，非糞便性の菌種も検出してしまうが，容易に培養できる細菌群であるため，現在も糞便汚染の指標として用いられている．

48時間以内に乳糖を分解して酸とガスを産生する細菌の一群）が用いられる．大腸菌群は，大腸菌の生化学的な性状のうち，①乳糖を分解して酸とガスを生成する，②好気性または通性嫌気性である，③芽胞を形成しない（無芽胞），④グラム陰性である，⑤桿菌である，という5つの性状をすべてもつ細菌群である．糞便汚染がある場合には，経口感染する下痢性のコレラ菌，赤痢菌，腸チフス菌などの病原菌が存在する可能性があるため，食品で大腸菌群が検出されることは不可である．

3 ▎大腸菌（*Escherichia coli*）

　糞便系大腸菌群および大腸菌も糞便または腸管系病原菌の汚染指標として用いられる．上述の大腸菌群のうち，44.5℃で生育し，乳糖を分解してガスを産生する細菌群を糞便系大腸菌群という．糞便系大腸菌群のうちインドール産生能(I)，メチルレッド反応(M)，フォーゲス・プロスカウエル反応(Vi)，シモンズのクエン酸利用能(C)の4つの性状試験（IMViC試験）の結果が「＋＋－－」である細菌群が大腸菌といわれる．これは分類学上の大腸菌（*E. coli*）とは異なり，食品衛生細菌学上の用語になる．

d　選択培地

　細菌全般を生育させるために用いられる標準培地の他に，特定の性質をもつ細菌を特異的に増殖，もしくは死滅させる目的で，特別な組成を用いた培地がある．これを**選択培地**という．選択培地には，目的の菌種に必須の成分を加え，さらに，目的の菌種の増殖に影響がなく，不必要な菌種の増殖を抑制させるための成分を加えるなどの工夫がなされている．また，特定の菌が生育することで発色したり脱色したりするような工夫もある．たとえば，大腸菌群検出に用いられるX-galは，大腸菌群のもつ**乳糖分解酵素（β-ガラクトシダーゼ）**により，不溶性の青色色素を生じる（**図24**）．大腸菌群の培養には，腸内環境に似せるため培地に胆汁酸の一部を加えた，**デソキシコレート寒天培地**[13]やX-galを加えた**X-gal寒天培地**，**BGLB培地**[14]，黄色ブドウ球菌の培養には，卵黄を加えた**マンニット食塩寒天培地**，カビや酵母などの真菌の培養には，細菌を死滅させる抗生物質である**クロラムフェニコール**を添加した**ポテトデキストロース寒天培地**などが用いられる．代表的な選択培地

[13] デソキシコレート寒天培地　デオキシコール酸を添加したデオキシコーレート培地は，デオキシコレート培地や，フランス語を基調にしたデソキシコレート培地（デソ培地）などの表現のほうが普及している．

[14] BGLB培地　BGLB（ブリリアント・グリーン乳糖胆汁酸）培地を用いた大腸菌群の計測は簡便法で，乳糖を加えた液体培地で大腸菌群が生育した際に生じる二酸化炭素を検出する．

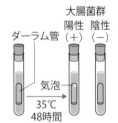

大腸菌群
陽性　陰性
（＋）　（－）
ダーラム管
気泡
35℃
48時間

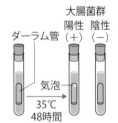

X-gal
（固形培地に加えておく）

5-ブロモ-4-クロロ-3-インドリル-β-ᴅ-ガラクトピラノシド

β-ガラクトシダーゼ

ガラクトース

非酵素的二量体化

青色色素

図24 X-galの反応

表8 選択培地の例

生育させたい微生物	培地
一般的な細菌	標準寒天培地
大腸菌群	デソキシコレート寒天培地，X-gal寒天培地，BGLB培地(液体)
大腸菌	マッコンキー寒天培地
黄色ブドウ球菌	マンニット食塩寒天培地
腸球菌	ACブイヨン培地(液体)，エンテロコッコセル(ECS)寒天培地
緑膿菌	セトリミド寒天培地
腸内細菌科菌群	モーゼル腸内細菌増菌ブイヨン培地(液体)，VRBG寒天培地
サルモネラ属菌	XLD寒天培地
リステリア・モノサイトゲネシス	リステリア寒天培地
クロストリジウム属菌	強化クロストリジア培地，コロンビア寒天培地
腸炎ビブリオ	TCBS寒天培地
乳酸菌	BCP加プレートカウント寒天培地
カビ・酵母	サブロー寒天培地，ポテトデキストロース寒天培地

を**表8**に示した．また，選択培地の組成の例を付表3に挙げた．

微生物のエネルギー産生

学習のポイント

- 微生物のエネルギー産生は大きく分けて好気呼吸，嫌気呼吸，発酵がある．
- 発酵では，エタノール発酵，乳酸発酵のように，解糖系で生じたNADHを，エタノールや乳酸を生産することで，NAD^+へと戻している．
- 好気呼吸では，酸素が消費され大量のATPが産生され，嫌気呼吸では，酸素以外の電子受容体が用いられて，ATPなどが産生される．

1 解糖系と発酵

　微生物は主に**グルコース**(ブドウ糖)をエネルギー源としている．細胞内に取り込まれたグルコースは，通常の微生物では，細胞質内の酵素により，まず**ピルビン酸**にまで分解される(**図25**)．この反応系は**解糖系**(glycolytic pathway)と呼ばれている．

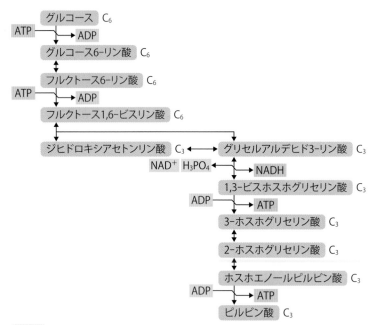

図25 解糖系

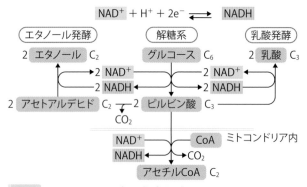

図26 エタノール発酵と乳酸発酵

　酸素を用いた好気呼吸を行う好気性菌では，このピルビン酸をミトコンドリア内に取り込み，ミトコンドリアの**マトリックス**(matrix)中でTCA回路と呼ばれる連続反応により二酸化炭素(CO_2)と水(H_2O)に変換する(②参照).

　発酵を行う酵母や乳酸菌などの嫌気性菌では，ピルビン酸を**エタノール**や**乳酸**へと変換する(**図26**).酵母はエタノールに変換する**エタノール発酵**(ethanol fermentation)[15]を，乳酸菌の大部分は乳酸に変換する**乳酸発酵**(lactic acid fermentation)を行い，それぞれ解糖系で生じたNADHをNAD$^+$へ戻して循環させる.

② TCA 回路

　真核生物では，グルコースより産生されたピルビン酸は，輸送系を経由してミト

[15] エタノール発酵　食品における発酵では，エタノール発酵が主となるため，厳密には違うが，エタノール発酵をアルコール発酵という場合もある.

TCA：tricarboxylic acid

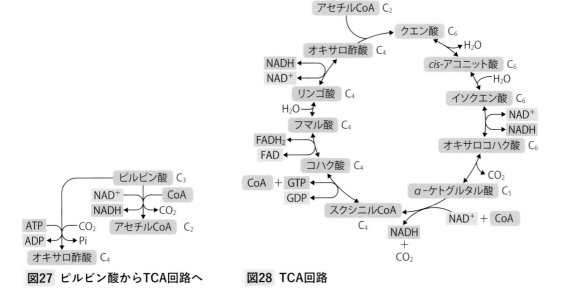

図27 ピルビン酸からTCA回路へ　　**図28** TCA回路

コンドリアのマトリックス内に運ばれ脱炭酸して**アセチル CoA** へと変換される. ピルビン酸が過剰な場合, マトリックス内で二酸化炭素が付加してオキサロ酢酸へと変換される(**図27**).

　アセチル CoA はオキサロ酢酸と結合してクエン酸となり NADH や GTP などを産生しながらオキサロ酢酸へと変換され, このオキサロ酢酸は再びアセチル CoA と結合する. この一連の反応は **TCA 回路**(TCA cycle)と呼ばれている(**図28**).

　一方, 原核生物のうち, 好気性菌および一部の大腸菌など[16]では, ミトコンドリアをもたないが, 細胞質内に TCA 回路を行う酵素を備えており, 細胞内に取り込まれたグルコースは解糖系と TCA 回路により二酸化炭素(CO_2)に変換される.

[16] 嫌気呼吸では, 窒素酸化物など酸素以外の電子受容体が用いられる.

3　電子伝達系

　解糖系と TCA 回路で生じた NADH などは, **電子伝達系**(electron transport system)とそれに共役する**酸化的リン酸化反応**(oxidative phosphorylation)により NAD$^+$ と **ATP**(アデノシン三リン酸)(**図29**)[17]へと変換される. ミトコンドリアをもつ真核生物では, ATP の産生はミトコンドリアの**クリステ**(cristae)内からマトリックス内への水素イオン(H$^+$)の移動で起こる. 水素イオンを, NADH などの酸化反応でマトリックス内からクリステ内へと追い出し, この水素イオンがマトリックス内へ戻る際のエネルギーで ADP がリン酸化されて ATP が生産される. 戻ってきた水素イオンは酸素(O$_2$)が受け取り, 水(H$_2$O)が生じる. ミトコンドリアをもたない原核生物においても, 一部の大腸菌などでは細胞内と細胞外の間で水素イオンが移動し, 真核生物のミトコンドリア内よりも簡易的な酸化的リン酸化反応が起こる. これらの電子伝達系において, TCA 回路で生じた NADH や FADH$_2$ などが NAD$^+$ や FAD へと酸化されて循環し, ADP のリン酸化により ATP が産生され, 酸素が水素

[17] ATP　ATP は, 生体内でエネルギーの利用や保存に用いられる高エネルギー化合物である. ADP(アデノシン二リン酸)がリン酸化されて, ATP が形成される際に生じるリン酸間の結合がとくに高いエネルギーを有し, この結合は高エネルギーリン酸結合(high-energy phosphate bond)と呼ばれている.

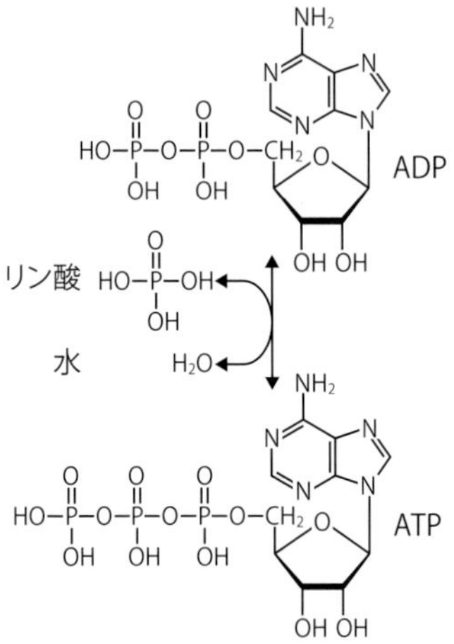

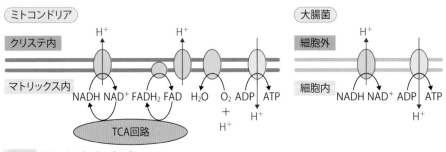

図29　ADP⇌ATPの変化

図30　電子伝達系の概略

イオンを受け取って水に変換される．これらの反応の概略を**図30**に示した．

4　好気呼吸と発酵から産生するエネルギー

　酵母の場合，グルコース1分子を好気呼吸で二酸化炭素と水に分解した場合，解糖系で産生した2分子のATPに加え，TCA回路で産生したNADHを電子伝達系でATPに変換することで，合計38 ATPのエネルギーを得ることができる．一方，エタノール発酵の場合，解糖系で産生した2分子のATPのみのエネルギーを得ることができる（**図31**）．このように，好気呼吸のほうが，発酵に比べ，より効率的にエネルギーを得ることができる．

| 好気呼吸 | $C_6H_{12}O_6$ + 6O_2 → 6H_2O + 6CO_2 + 38ATP |
| エタノール発酵 | $C_6H_{12}O_6$ → 2C_2H_5OH + 2CO_2 + 2ATP |

図31　酵母のエネルギー産生

E　細胞遺伝学の基礎

学習のポイント

- DNA は 2 重らせんがほどかれ，それぞれが鋳型となり複製される．
- DNA から，mRNA が転写され，リボソーム上でアミノ酸と結合した tRNA が，mRNA 上に結合しペプチドを合成する．この合成の過程を翻訳という．
- 大腸菌などでは，プラスミドが細胞間を移動することにより，形質の転換が起こる場合がある．

1　DNA の複製

　細胞が分裂する際には，遺伝情報をもつ DNA の複製が行われる．DNA の複製は，DNA の 2 重らせんが DNA ヘリカーゼによりほどかれ，DNA ポリメラーゼにより相補的な DNA 鎖が合成されることによって 3′-末端から 5′-末端の方向に起こる（**図32**）．

2　ペプチドの合成

　DNA から RNA ポリメラーゼにより mRNA が転写される．全体の設計図から必要な部分のみをコピーするようなものである．この mRNA は核内で不要部分を取り除かれ（スプライシング），細胞質内に放出される（**図33**）．

　細胞質内に放出された mRNA は，リボソームの小さいほうのサブユニットに結合する（原核生物では 30S，真核生物では 40S サブユニット）．大きいほうのサブユニット（原核生物では 50S，真核生物では 60S サブユニット）には，アミノ酸を結合した tRNA（トランスファーRNA）が 2 つ結合する空間があり，mRNA の 3 つの塩基配列（コドン）に対応する塩基配列（アンチコドン）をもつ tRNA が結合し，ペプチド

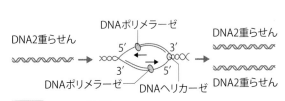

図32 DNAの複製

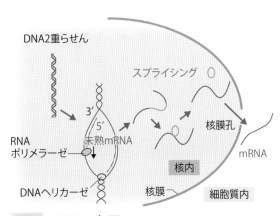

図33 mRNAの転写

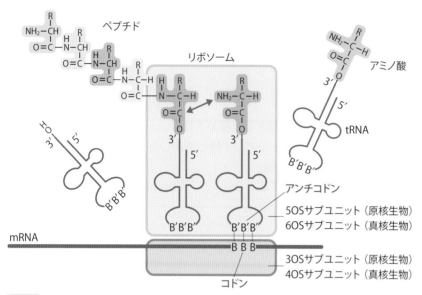

図34　ペプチドへの翻訳

結合が形成される（**図 34**）.

３ 形質転換

　細胞に，他の細胞に由来する DNA が取り込まれ，自身の DNA と組換わること
により，自身の遺伝的な性質が変化することを**形質転換**（transformation）という.
大腸菌などでは，性繊毛（pilus）を介して接合体を形成しプラスミドが移動して遺
伝情報の伝達が起こる場合がある（**図 35**）.

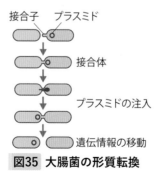

図35　大腸菌の形質転換

練習問題

以下の文章について正しいものには○，誤っているものには×をつけよう．

Q1 微生物の大きさは，10 μm〜0.1 m 程度の範囲である．

Q2 微生物を欧文表記する場合，正式にはイタリック体（斜体）で表記するが，この表記ができない場合は，アンダーライン（下線）を付けてもよい．

Q3 通性嫌気性菌は，酸素を嫌うため，酸素があると生育できない．

Q4 食中毒の原因となるボツリヌス菌などの偏性嫌気性菌は，真空パックにすれば生育できないため安心である．

Q5 水分活性は低いほうが微生物は生育しやすい．

Q6 細菌は，グラム染色法で染まるグラム陽性菌と，染まらないグラム陰性菌とに大別される．

Q7 細胞質には，トランスポーターや受容体などのタンパク質が存在する．

Q8 グラム陽性菌の細胞表層にはリポ多糖が存在し，これが抗原となる．

Q9 細胞内へグルコースが入るのは，グルコーストランスポーターによる能動輸送によりすみやかに輸送されるからである．

Q10 ウイルスは，遺伝子 DNA を構成するリボースの 3 番目の炭素に付く水酸基が α 型か β 型かの違いによって，2 種類に分類される．

Q11 原虫とは，多細胞の真核生物で，移動する動物性を有したものをいう．

Q12 微生物の分裂は，左右の方向で同時に起こるため，一度の分裂で2個体が増え，計3個体になる．

Q13 対数増殖期は菌が激しく分裂を繰り返すもっとも活動的な時期のことである．

Q14 DNA の複製とは，DNA を鋳型にして mRNA がつくられることである．

Q15 ウイルスは，単独でも増殖できるが，宿主に寄生したほうがより効率的に増殖できる．

Q16 グルコースは，細胞外に分泌される酵素によりピルビン酸まで代謝される．

Q17 アセチル CoA とは，酢酸と CoA が結合したものである．

Q18 真核生物は，グルコースを分解し，酸素を用いてエネルギーを産生している．この反応を嫌気呼吸という．

Q19 好気呼吸と発酵では，好気呼吸のほうが，必ず多くのエネルギーを得ることができる．

Q20 好気呼吸は，ミトコンドリアをもつ真核微生物しか行えない．

3 感染の成立と宿主免疫応答 （生体防御機構）

 ## Ⓐ 感染の成立

学習のポイント

- 微生物は，自然界で生存する手段の1つとして動植物に感染する．
- 宿主は，微生物の感染を排除する感染（生体）防御機構をもつ．
- 微生物の感染により病的な臨床症状を呈することを発病（発症）といい，この疾病が感染症である．
- 感染や感染症は宿主側の因子，病原体側の因子のバランスによりコントロールされる．

1 微生物の進化と生存戦略

　ヒトを含む生物は，基本的に種の保存のために外敵の多い自然界で身を守り，生き抜いていかなければならない．その術は，進化の過程で獲得していくと考えられ，現在に至っている．微生物も例外ではなく，自然界のさまざまな環境ストレスに適応しながら生活範囲を拡げてきた．食物連鎖で微生物を食べて栄養源とする生物が現れた以降も自然界で生存し続けている．その外敵への抵抗手段の1つとして**感染**がある．動物や植物といった生体に侵入して，感染を成立させて増殖することにより，自然界で生き抜いていく能力を獲得したものと考えることができる．

　宿主には殺菌力を発揮する物質があり，また，食細胞によって感染した微生物は食菌され排除される．これらの宿主の**感染（生体）防御機構**(host defense mechanism)からのがれて宿主内で微生物は生き続けるようになった．宿主から栄養を獲得して増殖し，宿主にもさまざまな影響を与える物質を産生することになる．これが進化の一端である．ときに宿主を病気にしたり，死に至らしめる場合もあり，われわれヒトにとっては脅威となる．

2 感染と感染症

　感染と感染症(infectious disease)は違う．感染とは，微生物が宿主内で安定的に増殖を続けることである．感染症は，微生物が宿主内に定着して感染が成立し，宿

主が何らかの障害を受けて，発熱や下痢・嘔吐などの病的な臨床症状を現す病気のことである．感染により臨床症状を呈することを**発病（発症）**といい，感染により引き起こされる疾病が感染症である．

　微生物が宿主に感染して病気を起こす能力を**病原性**（pathogenicity）という．また，その能力の程度は**ビルレンス（毒力**［virulence］）といい，強毒株や弱毒株と表現される．たとえば，結核菌はヒトに対して病原性を発揮する強毒株である．それに対して，BCG 菌はヒトに対して病原性がない弱毒株であり，BCG ワクチンとして利用されている．一方，病原性をもった微生物の感染によって不利益を受けることになる宿主は，異物として微生物を認識して排除する感染防御機構を備えている．このシステムを**免疫**（immunity）という．その能力や程度は，宿主の生理条件や個体により左右される．

　微生物が感染して感染症を発症するか否かは，病原体である微生物と宿主のせめぎあいの結果による力関係で決まる．強毒株である微生物は宿主の感染防御機構に打ち勝って健康なヒトを発症させる．弱毒株はヒトに侵入しても感染防御機構によって排除されたり，または，殺菌されてしまうので感染は成立しないことになる．

　このように考えると，感染防御機構が正常に働かない宿主においては，弱毒株や平素無害な微生物でも，そのせめぎあいに負けてしまうと感染症を起こす場合もある．これを，**日和見感染**（opportunistic infection）という．このような抵抗力の低下した宿主を**易感染性宿主**と呼び，高齢者や病中病後の患者に多く見受けられる．

　宿主と病原体の関係を理解するためには，**宿主側の因子**，**病原体側の因子**を個体レベルで把握する必要がある．宿主側の因子としては，まさに感染防御因子であり，生理作用による感染防御や免疫力による特異的な感染防御機構が考えられる．病原体側の因子としては，宿主の感染防御因子に打ち勝ち感染を成立させるための病原因子，臨床症状を発揮させる病原因子の 2 つが挙げられる．

　また，われわれヒトは集団で生活しており，宿主と病原体の関係を集団レベルでも理解する必要がある．その際は，人口構成や人口密度，経済的状況，ヒトの健康や衛生に対するモラルや意識，環境的要因が影響する．社会資本の充実や公衆衛生学的な対策が，感染防御につながることになる．

　伝染病は，ヒトからヒトに感染症が伝播していくことを意味している．伝染病で患者が多発することを**流行**（epidemic），世界規模の流行を**パンデミック**（pandemic）と呼ぶ．集団レベルでの問題として重要である．

B　感染症の感染源と感染経路

学習のポイント

- 感染症予防には，感染源と感染経路を理解することが重要である．
- 感染源は，微生物の偏在性や生態，人間生活における社会的要因が関連する．
- 感染経路は，感染する部位（侵入門戸）により経口，経気道，経皮などに分類される．他方，食中毒，性感染症，人畜共通感染症，母子感染症など，感染症の種類によっても分類される．

1　感染源と感染経路

　微生物を含むものや微生物に汚染されているものを**感染源**という．感染源から宿主に侵入する経路が**感染経路**である．

　微生物は自然界の土壌，淡水・海水の中，動植物に付着したり感染した形で生息している．それ以外にも食物や飲料水，空気中での塵や浮遊など，あらゆるところに存在する．このように微生物の分布は種々雑多であり，いろいろなものが感染源となりうる．また，ヒト自身も感染源になりうるし，胎児にとっては母親も感染源となる．微生物の偏在性や生態，人間生活における社会的要因とも密接に関連，影響している．

　感染経路は，宿主側からの分類であり，呼吸器感染症は経気道から，消化器感染症は経口から，節足動物などを介する感染症は経皮から感染する．感染経路は感染する部位と関連しており，食中毒，性感染症，人畜共通感染症，母子感染症など，幅広く分類することができる．

2　経口感染

　飲食物はヒトにとって必要不可欠なものであり，常に経口摂取する．微生物も増殖に栄養素や水分を必要とし，飲食物が微生物にとっても栄養源として重要である．そのため，飲食物に付着・混入した微生物がヒトに侵入する機会が多くなる．微生物が口から入って胃や腸管に定着して感染症を起こす場合がある．この感染経路を**経口感染**という．病原微生物が経口感染して病原性を発揮すると**食中毒**（foodborn infection）が起こる．

a　食中毒

　食中毒は，有害物質を含む食品を摂取することで起こる嘔吐，腹痛，下痢，ときに発熱などを伴う急性または亜急性の胃腸炎，神経症状とされている．医学的に独立した疾病ではない．食中毒の病因物質は27種類が食品衛生法施行規則で規定されている（**表1**）．食中毒患者もしくはその疑いのある者を診断した医師はただちに

最寄りの保健所長に届出を行う義務がある.

　食中毒の発生原因は,現在,微生物(細菌,ウイルス),寄生虫,化学物質,毒素,その他に大きく分けられる.約57%が微生物,約33%が寄生虫に関連したものである.飲食物に混入した細菌,ウイルス,寄生虫の摂取,あるいは細菌毒素の摂取によって引き起こされる場合が多い.発生数の多い**細菌性食中毒**として**カンピロバクター**があり,**ウイルス性食中毒**としては**ノロウイルス**がある(**図1**).食中毒起因菌は5章で取り上げるが,微生物による食中毒について系統的な理解が必要である.

　細菌性食中毒は,その特徴から3種類に分類される.**感染型食中毒**は摂取した細菌が体内で増殖することで発症する.そのため,生きた細菌の摂取に起因する.カンピロバクター,サルモネラをはじめ,細菌性食中毒の起因菌としては種類がもっとも多い.**毒素型食中毒**は細菌が産生した毒素を摂取することにより発症する.毒素に起因して食中毒が起こるので,摂取した細菌が生存している必要はない.**黄色ブドウ球菌**と**ボツリヌス菌**が重要である.**中間型食中毒**は感染型と毒素型の中間に位置し,摂取した生きた細菌が生体内で毒素を産生することによって発症する(**生体内毒素型**).**ウェルシュ菌**,**セレウス菌**,腸管出血性大腸菌が重要である.この

表1 食品衛生法施行規則による食中毒病因物質 (27種類)

微生物	細菌	サルモネラ属菌,ブドウ球菌,ボツリヌス菌,腸炎ビブリオ,腸管出血性大腸菌,その他の病原大腸菌,ウェルシュ菌,セレウス菌,エルシニア・エンテロコリチカ,カンピロバクター・ジェジュニ/コリ,ナグビブリオ,コレラ菌,赤痢菌,チフス菌,パラチフスA菌,その他の細菌
	ウイルス	ノロウイルス,その他のウイルス
寄生虫		クドア,サルコシスティス,アニサキス,その他の寄生虫
化学物質		化学物質
自然毒		植物性自然毒,動物性自然毒
その他		その他
不明		不明

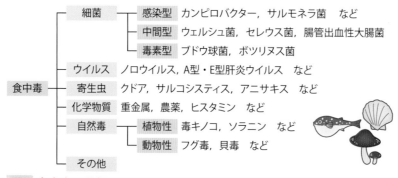

図1 食中毒の分類

表2 感染型と毒素型の違い

	感染型	毒素型
原因・機序	増殖した菌そのものによる	菌が産生した毒素による
潜伏期	長い	短い（毒素そのもののため）
発熱	あり	なし
食前加熱	有効	無効（ボツリヌス菌は有効）
代表例	腸炎ビブリオ菌，サルモネラ菌，カンピロバクター	黄色ブドウ球菌，ボツリヌス菌

ように型別に分類すると，特徴が理解しやすい．感染型は生体内で増殖する必要があり，潜伏期が長く，宿主応答により炎症を伴うので発熱することが多い．これに対し，毒素型は毒素そのものが食中毒の病因物質であり，潜伏期が短く，発熱を伴わない場合が一般的である（**表2**）．

コラム　毒素の熱耐性

　細菌毒素に限らず，微生物が産生する病因物質になりうる毒素（細菌毒素，真菌毒素，自然毒など）は通常タンパク質からなる酵素などであるが，ほとんどが熱耐性である．易熱性の毒素は，ボツリヌス菌のボツリヌス毒素，セレウス菌の下痢毒である腸管毒（エンテロトキシン）の2つを把握すればよい．これ以外の毒素は耐熱性と理解する．

　ウイルス性食中毒は**ノロウイルス**によるものが1番多い．ノロウイルスは主にカキなどの二枚貝の生食から感染する．感染力が強いため，調理者や家族からの**二次感染**に注意しなければならない．

　微生物が病因物質となる食中毒は，温度や湿度が微生物の生育に好都合な夏場に多く発生する．ノロウイルスの場合のみ，生カキを摂食する冬場に多発し，夏場は起こらない．カンピロバクターによる食中毒は夏場に多いが，年中発生している．これはカンピロバクターが家畜の腸内細菌であり，ヒトが摂食する鶏肉・豚肉・牛肉を介して感染するためである．食中毒の理解には，病因物質が自然界のどこに存在し，その環境から汚染される食材や食品が何かを考えることが重要である．原因食の推定や予防法の立案にも役立つ．食中毒の近年の傾向として，発生事件数ではアニサキス，カンピロバクター，ノロウイルスがそれぞれ全体の約20〜30%で他の食中毒病因物質に比べて多い．患者数では，感染力の強いノロウイルスが群を抜いて第1位である（**図2**）．

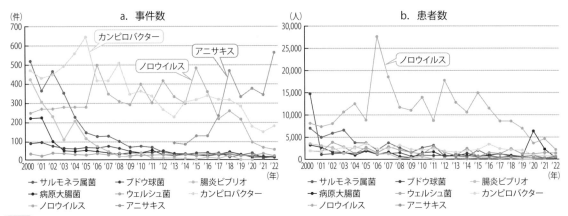

図2 病因物質別事件数・患者数の推移

［資料 厚生労働省：食中毒統計調査］

3 経気道感染

　空気中に浮遊したり飛散している微生物が原因になる感染である．空気中には花粉，カビの胞子，ミストやヒトの咳・くしゃみから飛散した水滴にも微生物が付着している場合がある．このような空気中の微生物を気道から吸い込み，呼吸器を侵入門戸とする感染様式は**経気道感染**である．飛沫感染や空気（飛沫核）感染という表現で区別される．感染患者や保菌者（キャリア）から微生物が会話や咳・くしゃみなどにより水滴状で空中に飛散する．微生物が付着した水滴の直径が5μm以上の場合は**飛沫感染**という．1〜2m程度飛散して落下するので，感染源の近くにいるときに感染する場合が多い．これに対して，微生物を含んだ水滴が乾燥によって直径が5μm以下になると空中や塵埃中で長く浮遊した状態になる．空調や風などの空気の流れで遠くにいるヒトにも感染するおそれがあり，この感染様式を**空気（飛沫核）感染**という（**図3**）．結核菌，ジフテリア菌，インフルエンザウイルス，麻疹ウ

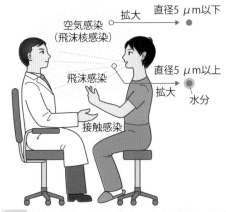

図3 接触感染・飛沫感染・空気感染の概念

イルス，**SARS コロナウイルス**などが代表である．空気感染する微生物は飛沫感染も起こるので，厳密な区別ではない．また，患者や保菌者由来でなくても，空調機や加湿器から排出されるミストなどのエアロゾル，カビの胞子も経気道感染の原因となる．**レジオネラ症**や**肺真菌症**などには注意が必要である．

4 接触感染

　接触感染は，ヒトや動物(ペットや家畜)との接触で起こる感染症である．
　性感染症(sexually transmitted disease)は代表的なヒトとの接触感染であり，性行為によって感染する．かつては細菌性の性感染症である**梅毒トレポネーマ**，**淋菌感染症**，**軟性下疳**が主であったが，最近は**性器クラミジア感染症**，**性器ヘルペス**などが多く，症状が軽いため気付かないうちに性交相手に感染させることになる．女性の感染は不妊や子宮外妊娠の原因にもなり，軽視してはいけない．**ヒトパピローマウイルス**感染症も子宮頸がんの原因になるので注意が必要である．また，**ヒト免疫不全ウイルス(HIV)**や**B型**，**C型肝炎ウイルス**も性行為で感染する．
　動物由来の感染症もたくさんある．われわれヒトは動物と多方面でかかわって生活している．家畜，ペット，野生動物との接触やダニ・シラミなどの節足動物を介した感染が考えられる．病原体保有動物を**リザーバー**，感染を媒介するものを**ベクター**という．**ブルセラ症**，**野兎病**(やと)，**狂犬病**，**鼠咬症**(そこうしょう)などは動物と接触する皮膚の創傷から感染する．ヒトと動物の両方に病原性を示す微生物による感染症は，**人畜共通感染症**という．必ずしもヒトと動物で臨床症状が同じというわけではない．

HIV：human immunodeficiency virus

5 経皮感染

　虫刺されや創傷による表皮からの感染を**経皮感染**という．医療現場で起こる針刺し事故もこのたぐいである．中世に甚大な被害をもたらした**ペスト**はノミがベクターとなった．ダニによる**リケッチア症**，ハマダラカによる**マラリア**などがあり，ベクターとリザーバーの関係も重要である．

6 母子感染

　母体から子に伝播する感染症が母子感染である．感染経路としては，**経胎盤**，**経産道**，**母乳**の3種類である．母子感染は**垂直感染**であり，市中でヒトからヒトに感染する**水平感染**と区別することができる．
　トキソプラズマ(_Toxoplasma_)，その他 _O_thers(B型肝炎ウイルス，梅毒トレポネーマ など)，風疹ウイルス(_Rubella virus_)，サイトメガロウイルス(_C_ytomegalovirus)，単純ヘルペスウイルス(_H_erpes simplex virus)の母子感染によって，低出生体重・肝腫大・黄疸・紫斑・先天異常などの症状をきたすことを，便宜上，**TORCH 症候群**と称する．

a 経胎盤感染

　妊娠中に母胎に感染した病原体が子宮内で胎盤を通して胎児に移行することにより起こる。梅毒や風疹などは，新生児にさまざまな先天性の障害が発生したり，流産や早産の原因になることがある。梅毒トレポネーマ，風疹ウイルス，サイトメガロウイルスなどがある。

b 経産道感染

　胎児が産道を通るときに病原体が移行することにより起こる。産道に存在する病原体による感染，母親の出血による感染が考えられ，淋菌や B 型，C 型肝炎ウイルス，ヒト免疫不全ウイルス(HIV)感染症がある。

c 母乳感染

　出生後に母親の母乳から病原体が移行することにより起こる。母乳中のリンパ球に感染しているヒト T リンパ球向性ウイルス 1 (HTLV-1)は典型的な母乳感染である。妊婦健診で HTLV-1 感染が判明した場合は，出産前から授乳方法を検討しておく必要がある。

C 感染機構

学習のポイント

- 微生物が宿主に付着・侵入し，病原体側の病原因子と宿主側の感染防御因子のせめぎあいの結果，感染症が発症する。
- 細菌感染症の病原因子として外毒素と内毒素がある。
- 真菌感染症は表在性真菌症，深在性真菌症に分類される。
- 原虫感染症は主に，節足動物を介した経皮感染，食品汚染した原虫による経口感染である。
- ウイルス感染症は細胞親和性があり，ウイルスは偏性細胞内寄生体である。

1 感染の成立から発症・治癒に至る過程

a 付着・侵入

　感染源から感染経路を経由した微生物は，宿主に付着・侵入して体内に入る。宿主への入口を**侵入門戸**という。宿主の外界と接する皮膚と粘膜が主な侵入門戸となる。皮膚は外界に直面している。体の内部であるが，鼻腔，口腔から消化管，腟などは外部環境に曝露されている。皮膚は扁平上皮細胞で覆われ感染への抵抗性は強い。分厚いムチン層からなる粘膜は上皮細胞を覆って微生物の定着を防ぐ役割を果たしている。一方，侵入をもくろむ微生物も繊毛や細胞表層タンパク質，脂質成分などの宿主への付着・侵入に有利な成分をもちあわせている。この段階から微生物

と宿主の激しい戦いが開始されている.

b 潜伏期から発症

　微生物が宿主に付着・侵入後,発症するまでの期間を**潜伏期**という.微生物は潜伏期において細胞侵入,増殖,毒素産生などを行い病原性を発揮する.この間も常に宿主の感染防御機構と戦い,打ち勝つか,あるいは排除される.次のステップで宿主に何らかの病的な臨床症状が現れて,発症となる.感染症として発病にまで進展するかどうかは,病原体の病原性や毒性と宿主に発現される感染防御機構の戦いの結果であり,そのバランスが病原体側に有利になると発病する.感染症は病原体側の**病原因子**と宿主側の**感染防御因子**の激しいせめぎあいの結果として現れる現象である.

　感染症として,臨床的な症状がはっきりと現れる場合を**顕性感染**という.これに対し,微生物の感染や増殖を認めるが,典型的な臨床症状が現れない場合は**不顕性感染**となる.健常人は毒力のある微生物が感染しても感染防御力により不顕性感染で終息する場合が多くある.

c 発症後の経過と治癒

　発症後は医療的な手段も加わり,感染症の症状が消失すれば**治癒**したことになる.医療的な手段に頼らず,宿主の回復力を基礎に病原体が排除され,治癒することもあり,これを**自然治癒**という.主に宿主の抵抗力として**免疫**が成立して,効率よく病原体が排除できた結果である.発症後の経過として,以下の3種類に分けられる(**図4**).

　①宿主の感染防御機構が病原体との戦いで破綻し,死に至る.
　②感染防御力がうまく働き治癒する.この場合は免疫記憶が成立する.

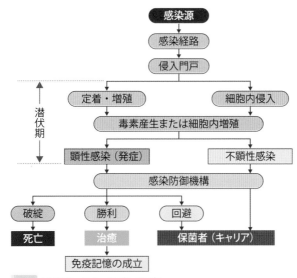

図4 感染の成立−発症−治癒

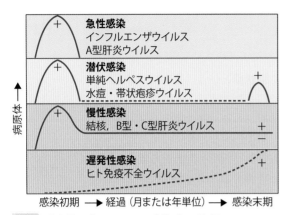

図5 感染後の経過による感染症の分類

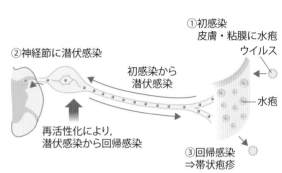

図6 潜伏感染と回帰感染（帯状疱疹の場合）

③感染防御力から回避して症状が消失する：病原体の排出が続くので，保菌者
（キャリア）となる．この場合は感染源となりうる．また，治癒しても病原体
が体内に潜んで**潜伏感染**している場合もある．病中病後や身体的ストレスな
どで宿主の抵抗力が弱くなり，何かの要素が契機となって再び発症すること
を**再燃**という．
　感染症を感染後の経過で分類すると以下の4種類に分けられる(**図5**)．
　①**急性感染**：病原体の毒力が強く，宿主の抵抗力も強いときは，発症から一過
　　性で週単位の急性に進行する．
　②**慢性感染**(急性感染に対し，月または年単位で慢性的に経過する場合)：感染
　　防御機構を回避して慢性化する．
　③**潜伏感染**：再燃により**回帰感染**する(**図6**)．
　④**遅発性感染**：長い潜伏期を経て発症する．発症に数年間以上かかる場合もあ
　　る．

2　微生物の感染機構

　病原体は宿主に侵入後，まずは定着して増殖する．さらに細胞内に侵入して細胞
内増殖または毒素産生を行い，病原性を発揮する．それに対して，宿主は感染防御
機構により病原体の排除や毒素の無毒化を行うことで抵抗する．微生物側の感染や
病原性発揮に関連した因子について理解する必要がある．

a　細菌感染機構
1┃定着因子
　宿主に定着するために細菌の細胞表層成分が役割を果たしている．これらの因
子を**定着因子**という．皮膚や粘膜には細菌の定着を妨害する作用があり，皮膚の
角化作用，呼吸器官における粘膜上皮細胞の繊毛運動，消化器官における腸の蠕
動運動などがある．細菌は定着因子をもとに，これらに打ち勝って付着する．定

着因子としては繊毛が挙げられる．細菌細胞を覆う繊毛は宿主の細胞に付着する機能があり，宿主側の標的細胞にある**受容体（レセプター）**との組み合わせで定着が促進される．

2▎増殖因子

宿主に定着した後は，細菌は増殖して病原性を発揮する．細菌増殖には栄養源が必要で宿主から獲得することになる．増殖に関与する**増殖因子**として，宿主組織を分解して栄養源とするための分解酵素がある．また，酵素反応に重要な役割を果たす鉄イオンを獲得するための**シデロフォア**は鉄イオンに親和性をもつ装置で増殖因子としての機能がある．

3▎宿主感染防御機構からの回避因子

宿主の補体やリゾチームにより細菌の細胞膜や細胞壁が壊される．また，好中球やマクロファージなどの食細胞によって**貪食**，殺菌される．細菌がこれら宿主感染防御機構に打ち勝つため，莢膜や細胞表層タンパク質の変化により回避している．これら殺菌作用から逃避し，食細胞内で増殖できる**細胞内寄生性細菌**も存在する．**結核菌**や**リステリア菌**は，食細胞内の活性酸素を分解したり，酸性化を阻害することで細胞内で増殖している．

4▎細菌毒素

細菌毒素は細菌が産生する毒素のことで，**外毒素（エキソトキシン**[exotoxin]**）**と**内毒素（エンドトキシン**[endotoxin]**）**に分けられる．外毒素は菌体内で産生された毒素（主に酵素，タンパク質）が菌体外に**分泌**されて毒性を発揮する．腸管毒や神経毒があり，菌種により作用の異なる特異的な毒素産生が特徴である．一方，内毒素はグラム陰性菌の細胞壁成分である**リポ多糖**（LPS）のことである．宿主内で菌が破壊されたときに菌体外に放出され，毒性を発揮する．リポ多糖は多彩な毒素活性をもつ．発熱性物質でもあり，**パイロジェン**ともいわれる．外毒素と内毒素の特徴を比較して**表3**にまとめた．

表3　外毒素と内毒素の比較

	外毒素（エキソトキシン）	内毒素（エンドトキシン）
所在	菌体内で合成され，菌体外に分泌	グラム陰性菌の細胞壁構成成分
化学的組成	タンパク質	リポ多糖
熱感受性	易熱性	耐熱性
抗原性	強い	弱い
作用	各毒素特有の作用がある 神経毒，腸管毒，溶血毒など	いずれの菌の内毒素も作用はほとんど同じ 発熱，エンドトキシンショック，補体の活性化， シュワルツマン反応，敗血症など
毒性	強い	弱い
ホルマリン処理	無毒化される	無毒化されない

5 ▍外毒素の分類と作用

5▊-1　スーパー抗原

　樹状細胞や**マクロファージ**などは，**抗原提示細胞**として体内に侵入した異物を貪食・分解した後に MHC クラスⅡ分子に結合した形で細胞表面に**抗原提示**する．**T リンパ球**は MHC 分子によって抗原提示された抗原を **T 細胞受容体** (**TCR**)で特異的に認識し，適度に活性化されて適度の**サイトカイン**(**D** **4** 参照)を産生して感染防御機構に誘導していく．外毒素としての黄色ブドウ球菌が産生する**毒素性ショック症候群毒素**(TSST)や化膿レンサ球菌が産生する**発熱性外毒素**は MHC クラスⅡ分子の特異部ではなく，外側部分で非特異的に T 細胞受容体に結合するため，過度の T 細胞が活性化される．その結果，過度のサイトカインが誘導されて発熱や発疹などの全身症状が誘起される(図7)．このような非特異的に T 細胞を活性化する抗原を**スーパー抗原**という．

TCR：T cell receptor

5▊-2　細胞膜を傷害する毒素

　細胞膜に傷害を与えて膜を貫く孔を形成するのが**孔形成毒素**である．外毒素としての黄色ブドウ球菌が産生する α 毒素，レンサ球菌が産生するストレプトリジン O が代表である．一方，ウェルシュ菌が産生する α 毒素やブドウ球菌が産生する β 毒素はリパーゼ活性をもち，細胞膜構成成分に作用して細胞膜を破壊するので，**細胞膜破壊毒素**である．

5▊-3　二成分毒素

　毒性を発揮する **A**(active)**成分**と宿主細胞に結合する **B**(binding)**成分**の 2 つのユニットからなる毒素を**二成分毒素**という．B 成分により細胞内に取り込まれ A 成分が毒素作用を現す(図8)．細胞毒・腸管毒・神経毒として作用する．

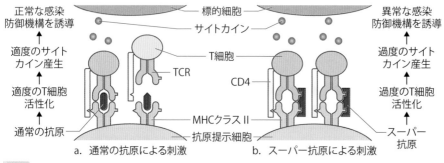

正常な感染防御機構を誘導　　標的細胞　　異常な感染防御機構を誘導
サイトカイン
適度のサイトカイン産生　　T細胞　　過度のサイトカイン産生
TCR
適度のT細胞活性化　　CD4　　過度のT細胞活性化
通常の抗原　　MHCクラスⅡ　　スーパー抗原
抗原提示細胞
a. 通常の抗原による刺激　　b. スーパー抗原による刺激

図7 **通常の抗原とスーパー抗原による刺激の違い**

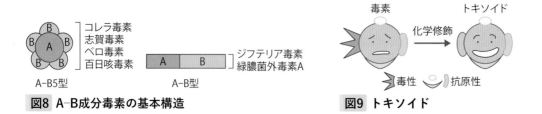

B B A B B
コレラ毒素
志賀毒素
ベロ毒素
百日咳毒素
A-B5型

A B
ジフテリア毒素
緑膿菌外毒素A
A-B型

毒素　　トキソイド
化学修飾
毒性　　抗原性

図8 **A−B成分毒素の基本構造**　　　**図9** **トキソイド**

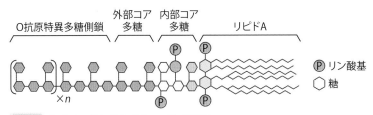

図10 内毒素（リポ多糖）の模式構造

5Ⅱ-4 トキソイド

外毒素は主にタンパク質で構成されており，ホルマリンで処理することで修飾を受け，無毒化する．その際，細胞に認識される抗原性は保持したままの無毒化毒素を**トキソイド**（toxoid）という（**図9**）．外毒素が原因となる感染症のワクチンとして利用される．

6┃内毒素の作用

内毒素はグラム陰性菌の細胞壁に共通して存在する**リポ多糖**（**LPS**）である．構造はO抗原特異多糖-コア多糖-リピドAからなる（**図10**）．菌種によらず構造はほとんど同じで，活性中心（毒性）は**リピドA**である．菌が壊れることによって外部に放出される．以下のような多彩な活性をもつ．

- **発熱作用**：**Toll様受容体**（**TLR**）**4**により認識される．マクロファージや好中球を刺激して炎症性のサイトカイン産生が促進され，全身的な発熱を起こす．**発熱性物質**（パイロジェン）と呼ばれる．
- **マクロファージの活性化**：細胞表面の受容体であるTLR4を介してマクロファージを活性化する．
- **シュワルツマン反応**：内毒素の摂取で2度目には皮膚の出血やショックを起こす．
- **致死活性**：血中で細菌が増殖し敗血症に発展すると，多量の内毒素が放出される．血圧降下，心拍出量減少の循環障害，ショック（エンドトキシンショック）で死を招く．
- 補体の活性化
- **血管系への傷害**：血液凝固，血小板凝集

> TLR：Toll-like receptor

b 真菌感染機構

感染経路については細菌とほとんど違いはない．真菌の場合は**胞子**が空中に浮遊するので，吸引によって肺の感染や胞子が**アレルゲン**[1]となって宿主にアレルギーを起こす場合がある．生活環境から胞子を完全に排除することはむずかしいので，感染予防が大事である．

1┃真菌の病原因子

細菌のように多種多様な病原因子は解明されていない．細胞壁成分であるβ-グルカンや厚い莢膜が，宿主の貪食や殺菌作用への抵抗性を示す．

カビが産生する二次代謝産物の中でヒトや動物に対して有害な生理作用を示す

> [1] アレルゲン　アレルギー症状を引き起こす原因となる物質．抗体と特異的に反応する抗原のことである．

表4 主なカビ毒(マイコトキシン)，汚染食品，産生カビ

カビ毒 (マイコトキシン)		主な汚染食品	主な産生カビ
アフラトキシン (B$_1$, B$_2$, G$_1$, G$_2$)		ナッツ類，トウモロコシ，穀類	アスペルギルス属
アフラトキシンM$_1$		牛乳，チーズ	アスペルギルス属
オクラトキシンA		トウモロコシ，麦，ナッツ類，ワイン，コーヒー豆	アスペルギルス属 フザリウム属
トリコテセン類	デオキシニバレノール	穀類	フザリウム属
	ニバレノール		
フモニシン		トウモロコシ	フザリウム属
ゼアラレノン		穀類	フザリウム属
パツリン		リンゴ，リンゴ加工品	ペニシリウム属

カビ毒があり，**マイコトキシン**という．産生カビとしては**アスペルギルス属**(**麹カビ**)，**ペニシリウム属**(青カビ)，**フザリウム属**(赤カビ)がある．食品中で主に穀類を汚染しており，カビが生じた食品の摂取で食中毒を起こす．カビ自体は熱に弱いが，マイコトキシンは耐熱性のものが多い．**アフラトキシン**はアスペルギルス属が産生し，マイコトキシンの中でもっとも毒性が強い(**表4**)．

また，胞子がアレルゲンとなり，気管支喘息や鼻炎などのアレルギーを引き起こす．IgE 産生による I 型アレルギーがある．

2 ▎真菌感染症

感染部位により真菌感染症は，**表在性真菌症**，**深在性真菌症**，深部皮膚真菌症に区別できる(5 章 **B** 2 参照)．

- 表在性真菌症：**皮膚糸状菌症**のことで，表皮，毛髪，爪に感染する白癬菌が代表である．感染部位により，頭部白癬(しらくも)，体部白癬(たむし)，足白癬(みずむし)，股部白癬(いんきん)，爪白癬(爪水虫)などがある．
- 深在性真菌症：各臓器に感染する真菌症のことである．真菌性の肺炎や敗血症を起こすアスペルギルス症，日和見感染症や菌交代現象による**カンジダ症**，**クリプトコッカス症**がある．

c　原虫感染機構

原虫感染症は原虫による感染症である．経皮，経口感染が主で，性感染症もある．経皮感染の場合は蚊などの節足動物に媒介される．食品分野においては，**原虫感染**と**寄生虫感染**を合わせて論じることがある．どちらも食品に汚染した原虫，寄生虫が経口感染する．原虫は単細胞の微生物であるのに対し，寄生虫は多細胞で動物の範疇に入る．

経口感染する原虫として赤痢アメーバ，ランブル鞭毛虫，クリプトスポリジウムなどがある．

d　ウイルス感染機構

ウイルスは核酸とタンパク質からなる高分子であり，他の微生物とは立ち居振る舞いが異なる．細胞内に侵入し，自己複製を繰り返す**偏性細胞内寄生体**である．

1┃ウイルス感染の特徴

偏性細胞内寄生性であるウイルスはエネルギー産生系をもたず，宿主細胞のエネルギーや酵素を利用して自己複製して生き延びている．ウイルス感染は種特異的，組織特異的である．特定の臓器や細胞に**親和性**がある．

2┃ウイルス感染細胞の変化

培養細胞にウイルスが感染して増殖すると感染細胞の形態が変化する．これを**細胞変性効果**という．ウイルスによって細胞の円形化や脂肪の融合した多核巨細胞が観察される．腫瘍ウイルスの感染細胞は細胞分裂が促進されて，過剰な増殖能をもって**がん化**する．この現象を**トランスフォーメーション**という．

3┃ウイルス感染症

ウイルス感染症は個体レベルで2つに分けられる．親和性のある臓器や器官での病変に留まる**局所感染症**は，インフルエンザウイルスによる鼻風邪やノロウイルスによる急性の胃腸炎が代表である．侵入門戸で増殖したウイルスが血流により全身の標的細胞に運ばれて病変を起こす**全身性感染症**は，麻疹，水痘，風疹などが代表となる．

ウイルス感染は必ず感染症を発症するとは限らない．ウイルス側の毒力やその曝露量と宿主側の抵抗力(免疫力)のバランスによる．感染しても無症状の**不顕性感染**がある．症状が出ないからといってウイルスの存在が否定されるわけではなく，感染源となりうる．麻疹や水痘は初感染ではほとんどが顕性感染であるが，ポリオウイルスの場合は感染者の症状出現が0.1%程度であり，ほとんどが不顕性感染となる．

感染後の経過はウイルスにより異なり，急性感染，慢性感染，潜伏感染，遅発性感染などが認められる(図5参照)．

D　宿主感染(生体)防御機構

学習のポイント

- 免疫機構は，第1段階の自然免疫，第2段階の獲得免疫からなる．
- 獲得免疫は液性免疫，細胞性免疫に分類される．
- 液性免疫の中心である抗体はIgG，IgM，IgA，IgD，IgEからなり，各々に特徴がある．
- ワクチンは感染症の発症予防に有効な抗原をあらかじめ人為的に接種することで免疫を誘導する．

1 非特異的感染防御機構

a 微生物の侵入を防ぐバリア

外界と接する皮膚は**扁平上皮細胞**と**皮下組織**からなる．上皮細胞は角質層で覆われ，付着した微生物を角質層とともに剥がれ落とすことで微生物の侵入を防いでいる．また，呼吸器，消化器，泌尿器などは**粘膜上皮細胞**が分泌する粘液により上皮を湿潤している．その流れによって付着した微生物を洗い流す．また，唾液や涙には細菌の細胞壁を加水分解して溶菌効果を示す**リゾチーム**(lysozyme)や各種**分泌型IgA**などによる防御を構築している．

b 非特異的な生理的バリア

呼吸器における咳やくしゃみは，上気道から侵入してきた微生物を体外に排出する．上皮細胞は繊毛運動により微生物の定着を防ぎ排出に働く．

消化器において，胃は胃酸により強酸性の環境で微生物の増殖を防ぐ．胆汁，胃液，腸液はタンパク質分解酵素(プロテアーゼ)により微生物を分解する．腸の蠕動運動は微生物を排出する作用を担う．

泌尿器においては排尿作用で微生物を排出する．

これらの生理的活性は，本来の目的以外に結果として微生物排除にかかわっている．

c 常在細菌叢によるバリア

人体は多数の細菌が常在細菌叢として共生している．これがバリアとなり外来の病原微生物の侵入を拮抗的に防いでいる．腸内細菌は健康な生活をおくるためにさまざまな役割を果たしている．

腟においても，グリコーゲンを分解する乳酸菌が優勢になり，乳酸を産生することで腟内を酸性に保ち，他の病原微生物の増殖を抑え，清浄化している．これを**デーデルライン桿菌**という．

これらの作用は，本来微生物排除を目的とするものではないが，結果として微生物排除に働く**非特異的感染防御機構**となる．

コラム　菌交代症

広域スペクトルの抗生物質を長期投与すると，常在細菌叢が減少して抗生物質に抵抗性のある細菌や真菌が優勢になる．これを菌交代現象という．菌交代現象により定着した病原細菌が感染症を起こす場合は菌交代症となる．真菌のカンジダ・アルビカンスによるカンジダ症(腸炎，腟炎)やディフィシル菌による偽膜性大腸炎などがある．

2 宿主免疫応答

　ヒトは微生物に限らず異物の侵入に対して抵抗力を発揮するシステムを持ち合わせている．これが**免疫**と呼ばれるものである．通常は微生物による感染と宿主の抵抗力である免疫力のバランスがうまく取れている状態が望ましい(**図11**)．

　免疫は，**自然免疫**(innate immunity)と**獲得免疫**(aquired immunity)の2つの防御機構からなる．獲得免疫は，さらに**液性免疫**(humoral immunity)と**細胞性免疫**(cellular immunity)に分類される(**表5**)．

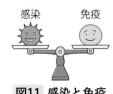

図11 感染と免疫のバランス

3 免疫担当細胞

　自然免疫の担当細胞は，マクロファージや好中球である．獲得免疫は**リンパ球**であるT細胞，B細胞とナチュラルキラー(NK)細胞が主役になる．自然免疫と獲得免疫を橋渡しする**抗原提示細胞**として**樹状細胞**がある．樹状細胞はMHC(主要組織適合遺伝子複合体)クラスⅡ分子を細胞表層に発現しており，この分子を使って抗原提示する．マクロファージやB細胞にも抗原提示能がある．マクロファージは，骨髄系幹細胞から分化誘導して全身に張りめぐらされている．リンパ球はリンパ組織で分化，成熟していく．中枢リンパ組織として，**胸腺**ではT細胞，**骨髄**ではB細胞が成熟する．末梢リンパ組織であるリンパ節では，抗原刺激を受けたリンパ球から特異的なクローンが増殖する(**図12**)．

NK(細胞)：natural killer(cell)

MHC：major histocompatibility complex

4 サイトカイン

　各種免疫担当細胞はネットワークを形成して協調しながら最終的な感染防御機構を発揮している．細胞間相互作用の情報交換を行うため，細胞から分泌される低分子のタンパク質からなる伝達物質を総称して**サイトカイン**という．この情報が細胞内のシグナルとなり，細胞の遺伝子発現が起こり，細胞の機能応答が調節される．

表5 免疫の種類

種類		免疫担当細胞	特徴
自然免疫		マクロファージ 好中球	先天的に備わっている免疫防御機構 幅広い侵入物に対する防御を担う
獲得免疫	液性免疫	Bリンパ球 抗体	特定の抗原認識に基づく免疫防御機構 一度かかった病気に対する抵抗力の獲得
	細胞性免疫	Tリンパ球	

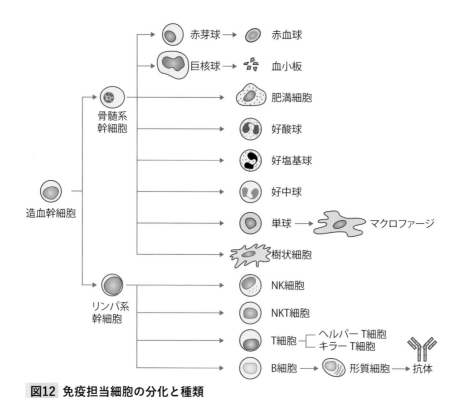

図12 免疫担当細胞の分化と種類

5 自然免疫

a マクロファージによる病原体認識

　全身の臓器や組織には部位ごとに名称は異なるが，**マクロファージ系の細胞が分布して異物の侵入を監視している**．マクロファージは骨髄由来細胞である（**図13**）．

　外部から異物が侵入するとマクロファージがそのおおよその構造を認識し，炎症反応を起こす．炎症性サイトカインの産生を伴い，補体の活性化や急性期の反応で異物の排除を行う．マクロファージや樹状細胞は，**パターン認識受容体（PRR）**を介して微生物に共通した分子構造を認識する．**Toll 様受容体（TLR）**は PRR として発見され，細菌に特有のリポ多糖は TLR4，リポタンパクは TLR2，その他，鞭毛タンパクや DNA，RNA も TLR で認識される．細胞内シグナル伝達系が活性化されて，炎症性サイトカインが産生される．現在，PRR も多種類あり，それぞれの受容体に特有なシグナル伝達経路が報告されている．これによって自然免疫系が誘導される．

PRR：pattern-recognition receptor

b 炎症性サイトカイン

　シグナル伝達により産生される炎症性サイトカインとしてはインターロイキン-1β（**IL-1β**），腫瘍壊死因子-α（**TNF-α**），**IL-6** がある．

　IL-1β や TNF-α は局所の炎症作用として血管拡張や血管透過性を亢進して好中球の浸潤を助ける．全身的な発熱や食欲不振もこれらのサイトカインにより引き起こ

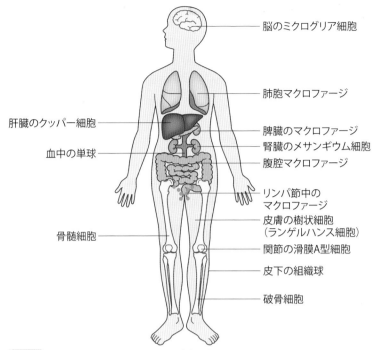

脳のミクログリア細胞

肺胞マクロファージ

肝臓のクッパー細胞

脾臓のマクロファージ
腎臓のメサンギウム細胞
血中の単球
腹腔マクロファージ

リンパ節中の
マクロファージ
皮膚の樹状細胞
(ランゲルハンス細胞)

骨髄細胞

関節の滑膜A型細胞

皮下の組織球

破骨細胞

図13 単球・マクロファージ系食細胞
これらの組織のマクロファージには，樹状細胞と呼ばれる抗原提示細胞も含まれる．

されている．

　IL-6 は肝細胞を刺激して急性期タンパク質の合成を亢進させる．**C 反応性タンパク質(CRP)**は代表的であり，炎症反応の指標となる．

CRP：C-reactive protein

c　食細胞による貪食作用

　体外からの異物や自己の老廃物を貪食して消化・殺菌する細胞としては**マクロファージ**と**好中球**がある．これらの白血球細胞を総称して**食細胞**(phagocyte)という．異物の侵入部位にこれらの細胞が集積して，異物を貪食する．貪食された異物は**食胞(ファゴソーム**[phagosome])に取り込まれ，pH の低下，活性酸素による殺菌作用が働く．その後，食胞は加水分解酵素をもつリソソームと**ファゴソーム-リソソーム融合**(P-L fusion)してすみやかに分解・消化していく．この工程を**貪食作用**という(**図 14**)．

d　補　体

　補体(complement)は自然免疫系に含まれる．補体は免疫応答を仲介する血中タンパク質の一群で主として肝臓で合成される．補体は C1〜C9 の 9 つの主成分から構成される．特定の部分を切断(開裂)によって活性化された成分が次の補体成分を順次開裂して活性化していく．異物を認識すると古典経路，代替経路，レクチン経路が引き金となって活性化される．作用として白血球動員を誘導する**走化性因子**，

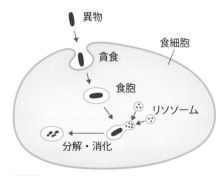

図14 食細胞による貪食作用

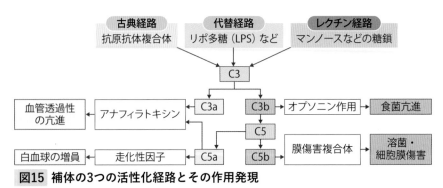

図15 補体の3つの活性化経路とその作用発現

補体の活性化には3つの経路がある.これが引き金となる反応で,C3の開裂以降の経路は共通である.補体はC1〜C9の9つの主成分から構成される.

細胞の異物認識を助ける**オプソニン作用**,膜傷害複合体により細菌の膜成分に孔をあける**溶菌・細胞膜傷害**である(**図15**).

6 獲得免疫

　生体に侵入した微生物は早期に活性化される自然免疫により排除される.しかしながら,微生物によっては**自然免疫**に打ち勝ち,あるいは回避して生体内に生存,増殖し続ける.こういった場合は第2段目の感染防御機構として**獲得免疫**が作動する.獲得免疫の特徴は**抗原特異的**で,免疫記憶が成立することである.異物の排除機構として,抗体(免疫グロブリン)による**液性免疫**とTリンパ球の活性化による**細胞性免疫**がある.

　自然免疫は微生物に共通する構造を認識するのに対し,獲得免疫は異物特有のタンパク質やアミノ酸,多糖体,脂質,核酸などの抗原を分子レベルで認識する.

　獲得免疫は一度成立すると抗原特異的なT細胞,B細胞が記憶され,再度同じ異物が侵入した際は,すみやかに対応できる(二次応答).これが**免疫記憶**であり,ワクチンの基本的な考えとなる.

a　獲得免疫担当細胞

1▎抗原提示細胞

　マクロファージにより貪食した異物の破片は MHC クラス II 分子を発現した樹状細胞，マクロファージ，B 細胞などの抗原提示能をもった**抗原提示細胞**により T 細胞に抗原提示される．

2▎リンパ球

　T 細胞と **B 細胞**がある．T 細胞は胸腺で分化して成熟し，血液中に出現する．MHC 分子によって提示された抗原を T 細胞受容体(TCR)で認識する．また，表面タンパク質抗原により，$CD4^+$T 細胞と $CD8^+$T 細胞に分類される．$CD4^+$T 細胞は**ヘルパーT 細胞**，$CD8^+$T 細胞は**細胞傷害性 T 細胞**に分化する．ヘルパーT 細胞は抗原提示細胞から抗原提示を受け，獲得免疫において，液性免疫あるいは細胞性免疫へ導く司令塔の役割を果たす．

　一方，B 細胞は骨髄で分化して血液中に出現する．細胞表面に B 細胞受容体(BCR)が存在する．これが抗体のもとになる．B 細胞は**形質細胞**に分化して抗体を産生して液性免疫を担う．

BCR：B cell receptor

3▎ナチュラルキラー(NK)細胞，NKT 細胞

　ナチュラルキラー細胞(NK 細胞)はリンパ球の一種でがん細胞やウイルス，原虫の感染細胞を攻撃する．NKT 細胞は NK 細胞と T 細胞の両方の特徴を備え，主に CD1 拘束性に脂質抗原を認識する．

b　抗原特異的免疫応答

1▎抗原

　宿主にとっては異物であり，生体に侵入すると免疫応答を起こす物質を**抗原**という．抗原は**免疫原性**と**反応性**の両方を兼ね備えている．ヘルパーT 細胞に認識されて抗体や細胞傷害性 T 細胞が誘導される．微生物では，鞭毛や莢膜，細胞表面の構成成分(糖，脂質，タンパク質など)，細菌毒素(タンパク質)，ウイルスのエンベロープなどが抗原となる．

　TCR や抗体に結合して特異的に認識される抗原の一部分を**エピトープ**(**抗原決定基**)という．

2▎抗原認識と獲得免疫応答

　第 1 段階として，異物を貪食して処理された抗原は，抗原提示細胞により T 細胞に提示される．**抗原特異的 T 細胞**が TCR で抗原を認識する．

　第 2 段階として，抗原認識した T 細胞はサイトカインを誘導し，その作用でクローンが増殖して異物の処理にあたる細胞や分子をつくる．この段階で誘導されるサイトカインとして，抗原提示細胞から IL-12，IL-18 の刺激を受けてインターフェロン-γ(IFN-γ)が誘導されると**細胞性免疫**が活性化されてキラーT 細胞が分化誘導される．他方，IL-4 の刺激を受けると IL-10 が誘導されて**液性免疫**が活性化される．B 細胞が形質細胞に分化して抗体産生する．このように，細胞性免疫と液性免疫はヘルパーT 細胞から誘導されるサイトカインの種類により他方の免疫応答を抑制するため，どちらか一方が優位になる．

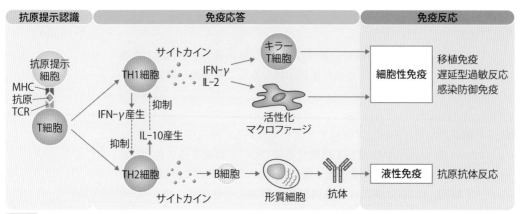

図16 免疫成立の3段階

細胞性免疫と液性免疫は産生サイトカインの種類により相方を抑制するため一方が優位になる.

　第3段階として，免疫応答で誘導された細胞や抗体が細胞傷害性反応や抗原抗体反応を誘導し，異物を排除する．細胞傷害性T細胞が主役の場合は細胞性免疫，抗体が主役の場合は液性免疫となる（**図16**）.

c 液性免疫

1 ▌抗体（免疫グロブリン，Ig）

Ig：immunoglobulin

　液性免疫は，B細胞から形質細胞に分化して産生された抗体が主役である．抗体は，抗原の刺激により生体内でつくられ，抗原と特異的に反応する物質で，**免疫グロブリン（Ig）**といわれる．先端部の超可変部領域が遺伝子再構成することで変化して多様な抗原に対してこまかく識別することができる．血清中のγ-グロブリン画分に存在することから**γ-グロブリン**ともいわれる.

　抗体の基本構造は定常部と可変部領域を持つ2本のH鎖（heavy chain）と2本のL鎖（light chain）がS-S結合（ジスルフィド結合）している．抗原は可変部領域で抗体と結合する（**図17**）.

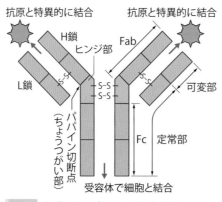

図17 免疫グロブリンの基本構造

2┃免疫グロブリンの種類

抗体には5種類のサブクラスが存在する．それぞれの特徴は以下の通りである（**表6**）．

　①IgM抗体：分子量がもっとも大きい抗体．抗原刺激で最初に現れる．IgM検出が感染の初期診断に有効である．

　②IgG抗体：主要な抗体．抗原刺激でIgMに遅れて産生され，長期間持続する．胎盤を通過できる唯一の抗体で，新生児は母体からのIgG抗体が感染防御を担っている．

　③IgA抗体：血清中のIgAと**分泌型**IgAがあり，分泌型IgAは母乳や唾液などの分泌液や粘液に存在し，粘膜での感染防御を担っている．

　④IgD抗体：血清中に微量存在し，B細胞の表面免疫グロブリンとして発現する．

　⑤IgE抗体：抗原が付着したIgE抗体を結合した肥満細胞からヒスタミンなどの物質が放出され**I型アレルギー**を引き起こす．花粉症などの原因となる．

3┃免疫グロブリンの多彩な機能

産生された抗体が抗原と特異的に結合することを**抗原抗体反応**という．この複合体により多彩な機能が現れる．

　①中和作用：毒素に結合して毒性を失わせたり，ウイルスに結合してその感染性を失わせる．

　②オプソニン作用：抗体の結合した抗原は，免疫担当細胞に攻撃されやすくなる．抗体の結合した「非自己」をマクロファージが取り込みやすくなり，キラーT細胞が攻撃する．

　③補体活性化作用：補体の古典経路で活性化された抗原抗体複合体は細菌の細胞膜に孔をあけて破壊する．

　④その他：凝集素，沈降素，溶菌素，溶血素などの活性がある．

表6　免疫グロブリンの特徴

	IgG	IgM	IgA		IgD	IgE
血清中の濃度 (mg/mL)	8〜16	0.6〜2.0	1〜3		0.03	0.0003
胎盤通過性	+	−	−		−	−
分布	血清, 組織液	血清	血清	分泌液 (分泌型)	血清	血清
分子量	150,000	900,000	160,000	380,000	150,000	200,000
構造		（J鎖）		（J鎖／分泌片）		

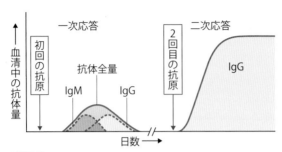

図18 抗原刺激後の抗体産生パターン

4 免疫グロブリンの産生パターン

　ヒトにはじめて侵入した抗原に対して，約1週間で特異抗体が血中に出現する．最初に IgM 抗体が，続いて IgG 抗体が産生される．これを**一次応答**という．同じ抗原が再び侵入してくると，ヒトはすでに免疫記憶が成立しており，初回の侵入と異なり，主に IgG 抗体がすみやかに，大量に，長期間産生される．これが**二次応答**である．予防接種は，抗原に対する一次応答をあらかじめ起こさせて，免疫力を獲得しておく．病原体が侵入，感染した際は二次応答により，強力な免疫応答が起こり，感染防御が功を奏することになる(**図18**)．

d 細胞性免疫

　ヘルパーT 細胞が抗原提示を受けて IFN-γ が分泌されることでマクロファージや**細胞傷害性 T 細胞**が活性化して免疫応答するのが細胞性免疫である．とくに細胞内寄生性細菌感染症の感染防御や移植免疫，腫瘍免疫などで重要な役割を担っている．臓器移植では，他人の臓器は生体にとっては異物であり，排除の対象となる．初期の拒絶反応には細胞傷害性 T 細胞が関与する．

　結核菌，リステリア菌，レジオネラ菌は細胞の中で増殖する細胞内寄生性細菌といわれる．また，ウイルスも偏性細胞内寄生性である．このような細胞の中で増殖する細菌やウイルスに対してはその寄生している細胞を細胞傷害性 T 細胞が破壊して微生物の増殖を抑制する．また，マクロファージが IFN-γ で活性化されて，殺菌効果を発揮すると考えられる．これらが微生物に対する感染防御で代表的な細胞性免疫の役割である．

e ワクチンと血清療法

　ジェンナーは牛の痘瘡の原因である牛痘ウイルスをヒトに接種することで**痘瘡**を予防することを証明した．これがはじめてのワクチンである．感染症の発症予防に有効な抗原をあらかじめ人為的に接種することで免疫を誘導するので**能動免疫**といわれる．有効な抗原としては病原体の毒性を弱くした生(生菌)ワクチン，病原体を殺した不活化(死菌)ワクチン，感染防御に役立つ抗原だけを利用する成分ワクチン，毒素をホルマリンで無毒化したトキソイドワクチン，遺伝子を接種して抗原をつくらせる DNA ワクチン，RNA ワクチンがある．

一方，すでに発症している患者に病原体や毒素に対する免疫血清(特異抗体)を投
与する血清療法は，**受動免疫**といわれる．

f 粘膜免疫

呼吸器や消化器，泌尿器は，粘膜上皮細胞で覆われ，分厚いムチン層からなり，
感染防御に重要である．粘膜には異物の認識・排除機構があり，**粘膜免疫**という．
消化器は常に外界と接するところで，異物や微生物の侵入門戸となる．腸管は栄養
素を取り込む必要があるが，病原微生物などの侵入は防がなければならない．腸管
粘膜上皮にある M 細胞から病原体は取り込まれるが，M 細胞の直下には免疫細胞
が待ち構えており，ただちに免疫応答が開始される(**図 19**)．

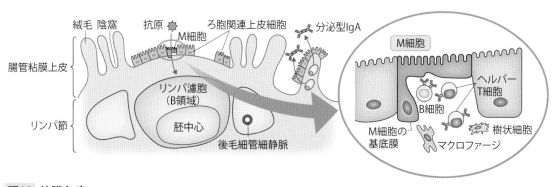

図19 粘膜免疫

抗原や病原体は，パイエル板の円蓋部を覆っている濾胞関連上皮にあるM細胞から取り込まれる．M細胞の基底膜側にあるポケットにはT細胞，B細胞，
マクロファージ，樹状細胞などの免疫担当細胞が待ち構えており，そこで捕捉されて，ただちに免疫応答が開始されると考えられている．

練習問題 〇✕

以下の文章について正しいものには〇，誤っているものには✕をつけよう．

Q1 弱毒株や平素無害な微生物でも，抵抗性の弱い易感染性宿主には感染症を起こす．これを日和見感染症という．

Q2 有害物質を含む食品を摂取することで起こる嘔吐，腹痛，下痢，ときに発熱などを伴う急性または亜急性の胃腸炎，神経症状を食中毒という．

Q3 細菌性食中毒は感染型，毒素型，中間型に分類することができる．

Q4 外毒素はグラム陰性菌の細胞壁成分であるリポ多糖のことで，多彩な生理的活性をもつ．

Q5 ウイルスは核酸とタンパク質からなる高分子で，偏性細胞内寄生体である．

Q6 マクロファージと好中球は，体外からの異物や自己の老廃物を貪食して消化・殺菌する細胞で，食細胞という．

Q7 獲得免疫は大きく分けて，液性免疫と細胞性免疫に分類できる．両者が同時に活性化されて微生物感染の排除に働く．

Q8 IgM抗体は，胎盤を通過できる唯一の抗体である．

Q9 細胞内寄生性細菌感染症の感染防御や移植免疫，腫瘍免疫などで重要な役割を担っているのは細胞性免疫である．

Q10 ワクチンは特異的能動免疫である．

4 感染症の現状と治療・予防対策

 A 感染症の現状

学習のポイント

- 1970年以降に新たに認知された感染症を新興感染症という.
- 昔から存在する感染症で最近再流行化したり,その可能性が問題となっている感染症を再興感染症という.
- 人類の進化により,新たな感染症が生まれる可能性がある.

1 感染症の変遷

　中世に大流行した**ペスト**(黒死病)をはじめ,**痘瘡**(天然痘),**赤痢**,**結核**,**ジフテリア**など多くの感染症が過去においても甚大な被害をもたらした.医学・医療の進歩に基づき**抗生物質**の発見や**ワクチン**も開発され,人類は感染症に抵抗する武器を手に入れた.また,社会資本も充実し,上下水道も整備され,公衆衛生の改善,感染源や感染経路の対策も行われた.過去に比べ,人類の感染症に対する脅威は激減しているが,**世界三大感染症**である**結核**,**AIDS**(エイズ),**マラリア**などは今なお甚大な被害をもたらす.

　現在でも,発展途上国ではコレラなどの下痢症や肺炎などが蔓延し,先進国でもインフルエンザなどの感染症の影響は大きい.さらに,**新型インフルエンザウイルス**,**コロナウイルス**(SARS,MERS,COVID-19の起因ウイルス)の出現により,常に人類は感染症の恐怖からはまぬがれない.2019年に中国湖北省武漢に端を発したSARS-CoV-2による**COVID-19**は世界的な拡がりをみせ,人々を不安に陥れ,その対応に追われている.

　また,人類の進化により衣食住の生活スタイルが変化し,新たな感染症が生まれる可能性も指摘される.農産物の貯蔵,大量生産・大量消費により微生物の生息場所が確保され繁殖機会が増えることで,集団発生につながる.同じ水源の上水道から塩素消毒に耐性の**クリプトスポリジウム**汚染によって集団下痢症が起こる.ヒトについても,社会資本の充実した生活環境での多様な微生物との接触機会の減少から免疫能の低下が指摘されている.これは現代の感染症が日和見感染などの宿主抵

抗力の低下による弱いものいじめの病気として存在することにつながる．抗生物質を開発しても，それに抵抗する薬剤耐性菌が出現し，ヒトと病原体のイタチごっこが続いている．

2 新興・再興感染症

1995年に，**アメリカ疾病予防管理センター(CDC)**が近年20年間で新たに発見された感染症とその病原体について，**新興感染症**(emerging infectious disease)として発表した．一般的には，1970年代以降に新たに認知された感染症のことであり，ヒト免疫不全ウイルス(HIV)，腸管出血性大腸菌のO157，カンピロバクター，コロナウイルス(SARSコロナウイルス，MERSコロナウイルス，SARSコロナウイルス2)などが含まれる(**表1**)．SARSコロナウイルス2のように今後も未知の病原体に

CDC：Centers for Disease Control and Prevention

表1 新興感染症とその病原体

年	病原体(因子)	感染症
1973	ロタウイルス	新生児下痢症
1975	パルボウイルスB19	伝染性紅斑(りんご病) 慢性溶血性貧血患者における骨髄無形成発作
1976	クリプトスポリジウム・パルバム	急性腸炎
1977	エボラウイルス	エボラ出血熱
	レジオネラ菌	肺炎
	ハンタウイルス	腎症候性出血熱(韓国型出血熱)
	カンピロバクター属	カンピロバクター腸炎
1980	ヒトTリンパ球向性ウイルス1(HTLV-1)	成人T細胞性白血病
1981	黄色ブドウ球菌毒素	毒素性ショック症候群
1982	腸管出血性大腸菌O157:H7	出血性大腸炎，溶血性尿毒症症候群(HUS)
	HTLV-2	ヘアリー細胞白血病
	ボレリア・ブルグドルフェリ	ライム病
1983	ヒト免疫不全ウイルス(HIV)	後天性免疫不全症候群(AIDS)
	ピロリ菌	胃潰瘍
1988	ヒトヘルペスウイルス6, 7	突発性発疹
1989	エールリキア・シャフィンシス	ヒトエールリキア症
	C型肝炎ウイルス	C型肝炎
1991	グアナリトウイルス	ベネズエラ出血熱
1992	コレラ菌O139	世界的流行を起こす新しい型のコレラ
	バルトネラ・ヘンセレ	ネコひっかき病，細菌性血管腫症
1993	Sin Nombre virus(名なしウイルス)	ハンタウイルス肺症候群
1994	サビアウイルス	ブラジル出血熱
	ヒトヘルペスウイルス8	カポジ肉腫
1997	高病原性鳥インフルエンザウイルス(H5N1)	鳥インフルエンザ
1998	ニパウイルス	脳炎
1999	ウエストナイルウイルス	ウエストナイル熱/脳炎
2003	SARSコロナウイルス	重症急性呼吸器症候群(SARS)
2009	インフルエンザウイルスA(H1N1)pdm09	インフルエンザ(H1N1)2009
2013	MERSコロナウイルス	中東呼吸器症候群(MERS)
	SFTSウイルス	重症熱性血小板減少症候群(SFTS)
	鳥インフルエンザA(H7N9)	鳥インフルエンザ
2019	SARSコロナウイルス2(SARS-CoV-2)	肺炎(COVID-19)

表2 再興感染症

細菌性	結核, コレラ, ペスト, 髄膜炎菌性髄膜炎, ジフテリア, 劇症型A群溶血性レンサ球菌感染症
ウイルス性	黄熱, デング出血熱, 狂犬病
原虫性	マラリア, リーシュマニア症
寄生虫性	住血吸虫症, エキノコックス症

よる新興感染症が発生することが容易に予想され，その対策・予防が常に希求されている.

　再興感染症(re-emerging infectious disease)とはペスト，結核，ジフテリア，コレラ，マラリアなど，昔から存在する感染症で収束に向かっていたが，最近になって再流行化したり，その可能性が問題となる感染症のことであり，新興感染症に対比して用いられる(**表2**). ジフテリアは旧ソビエト連邦の崩壊でワクチン接種が滞り，1990年代に集団発生した. 結核は多剤耐性結核菌の蔓延が問題化されている. 再興感染症の発生原因は人為的な要因も多く，今後も注意が必要である.

3 院内感染

　病院や医療施設での感染を**院内感染**と総称し，それ以外の場所での感染を**市中感染**という. 院内感染は本来あってはならない感染である. 病院や医療施設の特質と院内感染の関連を十分に認識し，感染源の特定，感染経路の遮断などを制御することで予防に努めなければならない.

　院内感染には以下のような特性がある.

- 病院には基礎疾患をもった，感染に対して抵抗性の低い患者(**易感染性宿主**)が多く，平素無害または病原性の低い病原体による**日和見感染**が起こる.
- 疾患の治療のために，感染に対して抵抗性を低下させてしまう場合がある. 抗がん剤，副腎皮質ホルモン剤，免疫抑制剤などの投与により，免疫力が低下し，易感染性宿主となる.
- 手術，カテーテル挿入，内視鏡検査などで生体の正常な感染防御機構を障害する処置も多い. また，微生物が医療機器により媒介される機会も多くなる.
- **抗微生物化学療法薬**の長期使用により**多剤耐性菌**の出現や**菌交代症**を起こす機会が多くなる.
- 感染症患者と接触する医療従事者や医療器具，リネン類を媒介した感染が起こる.

抗微生物化学療法薬が効きにくく，医療現場に広く分布する緑膿菌やセラチア菌が，院内感染の起因菌となる可能性が高い. しかし，病院で頻繁に使われる抗微生物化学療法薬に耐性を獲得した多剤耐性菌による院内感染の監視が重要になる. 細菌感染症では，**バンコマイシン耐性黄色ブドウ球菌感染症，バンコマイシン耐性腸球菌感染症，薬剤耐性アシネトバクター感染症，ペニシリン耐性肺炎球菌感染症，メチシリン耐性黄色ブドウ球菌感染症，薬剤耐性緑膿菌感染症**は感染症法で5類感染症に指定されている(付表1参照). ウイルス感染症の院内感染としては，インフ

ルエンザウイルス，ノロウイルス，アデノウイルスなどに注意が必要である．

B 感染症の検査と診断

学習のポイント

- 感染症の診断は病原体診断が基本であり，病原体の検出が必須である．
- 病原体の検出ができない場合は，抗原や抗体，特定の遺伝子を検出する補助診断が利用される．

感染症も含め，治療を開始する場合は**確定診断**が必要である．むやみに治療が行われることはない．感染症の診断は，基本的に**病原体診断**で，病原体の検出が必須である．これは「**コッホの4原則**」(1章 **B** **3** 参照)の通りである．しかしながら現実的には，必ずしも病原体が検出できるとは限らず，抗原や抗体，病原体由来遺伝子の検出をする補助診断も必要である．

1 細菌学的検査法

臨床検体から起因菌を分離培養する．並行して検体を**グラム染色**(2章 **A** **2** **b** 参照)して形態や染色性などの情報を得る．分離培養できた起因菌のグラム染色，生化学的性状検査，遺伝学的検査，血清学的検査などから菌種を同定する．治療のための薬剤感受性試験も同時に行う(**図1**)．

2 真菌学的検査法

病巣部から得た検体材料を直接顕微鏡で観察する，あるいは培養(スライドカルチャー)法で標本をつくり顕微鏡で観察する(**図2**)．検鏡することで，真菌の特徴を明らかにする．**菌糸型**か**酵母型**，菌糸の隔壁の有無，分生子，胞子の形状か

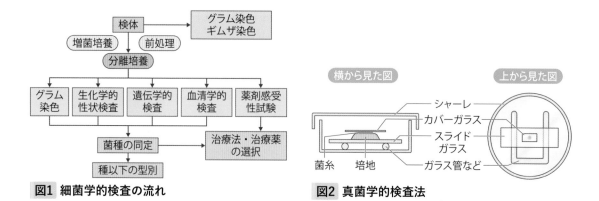

図1 細菌学的検査の流れ

図2 真菌学的検査法

ら菌種を推定する．

3 原虫学的検査法

　原虫は消化器，泌尿器，生殖器，血液など感染部位が異なるので，適切な検体を採取して検査する．新鮮標本の検鏡，塗抹標本の染色，検鏡が基本である．比較的稀であるが，原虫に起因する消化器疾患としては，クリプトスポリジウム症，ジアルジア症，アメーバ赤痢，サイクロスポーラ症などがある．

　原虫学的検査は，主に患者便を検体材料として**オーシスト**，**シスト**，栄養型虫体の原虫を顕微鏡下で検出することが基本である．

4 ウイルス学的検査法

　採取した検体を増殖可能な培養細胞に接種してウイルスを分離して検体中のウイルスを同定する．分離，同定はもっとも確実な方法であるが，光学顕微鏡ではウイルスの存在を確認できず，電子顕微鏡が必要となる．大がかりな装置と技術，時間を要することになる．一般的には，抗原抗体反応を利用したウイルス抗原の検出やPCR法によるウイルス核酸の検出を組み合わせることで診断する（**図3，表3**）．

5 補助診断法

a 遺伝学的検査法

　微生物の特徴的な遺伝子，病原因子の遺伝子，薬剤耐性遺伝子などの検出を行うことで**遺伝子診断**が可能である．遺伝子増幅検査として**PCR法**は簡便で，所要時間も短く，感度よく検出できる利点がある．ただ，検体に阻害物質が含まれると反応が進まないこと，遺伝子の有無を判定するので微生物の生死はわからないことが欠点である．

PCR：polymerase chain reaction

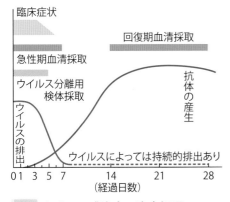

図3 ウイルス感染症の臨床経過

表3 ウイルス学的検査法

病原体検査：病原ウイルスの同定
・ウイルスの直接検出 　（ウイルス粒子・抗原・核酸） ・ウイルスの分離培養と同定
血清学的検査：ウイルスに対する免疫応答の証明
・単一血清：IgM抗体の証明 ・ペア血清：抗体陽転・抗体価の有意な上昇

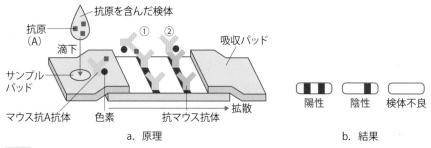

図4 イムノクロマト法の原理

検出したい抗原をAとする．検体が滴下されると，色素標識マウス抗A抗体は膜上を拡散する．①抗原と複合体を形成した標識抗体は，膜上に固定されたマウス抗A抗体によって捕捉される．②一方，抗原と結合していない標識抗体も膜上に固定された抗マウス抗体（マウス抗体に対する抗体）に捕捉される．その結果，陽性では2本の，陰性では1本のバンドが生じる．バンドが生じない場合は検体不良などが考えられる．

b 抗原検査法

抗原抗体反応は特異性が高い．病原体の特異的な抗原を検出するためにあらかじめ特異抗体を準備して，抗原抗体反応から抗原の検出を行う．抗体を蛍光色素や酵素で標識しておくことで結果の判定が簡便にできる**標識抗体法**や**イムノクロマト法**（**図4**）が**迅速診断法**として利用される．

c 生体反応による検査法

微生物の感染によって免疫応答が引き起こされる．液性免疫では抗体が産生され，細胞性免疫では遅延型過敏反応が起こる．これらの生体反応を利用した診断が可能である．

抗体検査法として血清中の病原体に対する抗体価の上昇を測定する感染症の診断を**血清診断**という．**ELISA（酵素標識抗体）法**はあらかじめ用意した抗原をプレートに吸着させ検体中に含まれる特異抗体の有無を抗原抗体反応で検出する感度の高い検査法である（**図5**）．また，結核における**ツベルクリン反応**は，結核菌に対する細胞性免疫応答による**遅延型過敏（Ⅳ型アレルギー）反応**の成立を検査している．近年開発されたクォンティフェロン（QFT）試験は，患者の白血球に結核菌の特異的なタンパク質を抗原として刺激し，抗原特異的なT細胞から放出されるIFN-γをELISA法で定量するものである．QTF試験ではBCG菌にない結核菌特異的なタンパク質抗原を利用するため，BCGワクチン接種による反応と区別できないツベルクリン反応より正確に結核診断が可能である．

ELISA：enzyme-linked immunosorbent assay

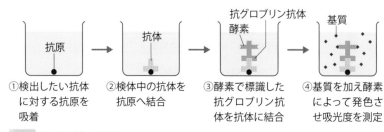

①検出したい抗体に対する抗原を吸着　②検体中の抗体を抗原へ結合　③酵素で標識した抗グロブリン抗体を抗体に結合　④基質を加え酵素によって発色させ吸光度を測定

図5 ELISA法の原理

感染症の治療

学習のポイント

- 感染症の治療は抗微生物化学療法が主であり，同時に宿主が免疫力を発揮して相乗効果的に生体を治癒させる．
- 抗微生物化学療法薬の使用には，副作用，耐性菌の出現に注意を要する．

感染症の治療は**抗微生物化学療法**が主である．宿主内で増殖している病原体を化学物質(抗微生物化学療法薬)で殺す(**殺菌作用**)，またはその生育を阻止する(**静菌作用**)．同時に宿主が免疫力(感染防御力)を発揮して，相乗効果的に生体を治癒させる．**抗生物質**(antibiotics)は抗微生物化学療法薬のうち，細菌の増殖を抑える物質で微生物が産生するものをいう．

1 抗微生物化学療法薬の開発

ドイツの細菌学者・生化学者である**エールリッヒ**(P. Ehrlich, 1854〜1915，**図6**)は，トリパンレッド色素がトリパノソーマの治療に有効であることを発見し(1904年)，さらにドイツの病理学者・細菌学者である**ドマク**(G. Domagk, 1895〜1964，**図7**)は細菌に有効なサルファ剤の合成に成功した(1935年)．これらが抗微生物化学療法薬の初期開発段階である．

イギリスの**フレミング**(A. Fleming, 1881〜1955，**図8**)は，黄色ブドウ球菌の生育を培地中に混入したアオカビが抑制していることを偶然発見した．このアオカビを純培養して，その培養ろ液が細菌の増殖を阻止することをつきとめ，この物質をアオカビの属名であるペニシリウム(*Penicillium*)属にちなんで**ペニシリン**(penicillin)と命名した(1929年，**図9**)．これは微生物が産生する物質で，他の微生物の増殖を抑制するはじめて発見された抗生物質である．その後，フローリー(H. W. Florey, 1898〜1968)とチェイン(E. B. Chain, 1906〜1979)により結晶化が成功し

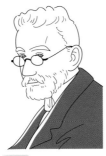

図6 エールリッヒ

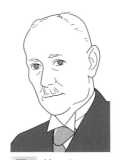

図7 ドマク

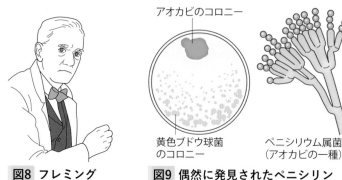

アオカビのコロニー

黄色ブドウ球菌
のコロニー

ペニシリウム属菌
（アオカビの一種）

図8 フレミング　　　**図9** 偶然に発見されたペニシリン

臨床的に応用された.

　続いて，ワクスマン（S. A. Waksman, 1888〜1973）が放線菌から**ストレプトマイシン**（streptomycin）を発見した（1943年）．これ以降，多くの抗生物質が土壌中の真菌や放線菌から発見され，実用化されるようになり，抗微生物化学療法が急速に拡まった.

2　抗微生物化学療法薬の基礎

　生体に投与される抗微生物化学療法薬は微生物に作用すると同時に生体に対しても何らかの影響を与えることを理解する必要がある.

a　選択毒性

　微生物に作用する薬物の多くは宿主に対しても有害である．そのため，一般の消毒剤などは抗微生物化学療法薬としては利用できない．抗微生物化学療法は，病原体に対して強い親和性があり有害な作用をもち，宿主細胞には有害な影響が少ないことが求められる．これを**選択毒性**という.

　抗微生物化学療法薬の優劣は，感染宿主を治癒させる最小有効量／宿主の最大耐量で判定し，**化学療法指数（化学療法係数）**という.

b　抗微生物化学療法薬の標的部位

　抗微生物化学療法薬の病原体側の標的部位を**作用点**という．病原体に存在してヒトにはない構造や機能が作用点となる．抗生物質は細菌に有効であり，細菌（原核生物）とヒト（真核生物）の構造や機能の違いに作用することを基礎にしている．たとえば，細菌の細胞壁にあるペプチドグリカンは，ヒトには存在しない．ペプチドグリカン合成阻害薬は選択毒性が高く，有効な抗微生物化学療法薬となる．ペニシリンの作用機序はペプチドグリカン合成酵素阻害である.

　作用機序により，病原体を死滅させる**殺菌**作用と増殖を一時的に抑制する**静菌**作用がある．一般的に，殺菌作用として細胞壁合成阻害薬，核酸合成阻害薬があり，静菌作用としてタンパク質合成阻害薬（アミノグリコシド系抗生物質は例外的に殺

菌作用），代謝阻害薬がある．

c　抗菌スペクトル

抗菌スペクトルとは，抗微生物化学療法薬が有効性を示す対象範囲のことである．薬物の特性である薬剤分子の大きさや膜透過性，細胞内移行性により，個々の薬剤によって抗菌スペクトルは異なる．

d　薬剤耐性菌

抗微生物化学療法薬が効かなくなった微生物を**薬剤耐性菌**という．微生物は作用点におけるタンパク質合成遺伝子の突然変異や他の微生物からの耐性遺伝子の伝播により薬剤に対して耐性を獲得する．抗微生物化学療法薬の濫用や長期使用が一因となって薬剤耐性菌が出現している．その蔓延化が問題となっている．細菌における薬剤耐性機序は，以下の3種類に分類される．

- 薬剤の作用点の変化による薬物親和性の低下
- 薬剤の分解酵素を合成するなどの薬効を低下させる酵素の合成
- 薬剤を菌体外に排出するポンプ作用

e　薬剤感受性試験

細菌がある薬剤の作用で殺菌または静菌される場合，その細菌はその薬剤に**感受性**があるという．感受性の程度は，その薬剤の濃度で表す．**薬剤感受性試験**は薬剤に対する感受性の程度を調べる検査法のことである．抗微生物化学療法においてどの薬剤が有効であるかを調べる．

薬剤感受性試験には，**希釈法**と**ディスク（拡散）法**がある．希釈法は，2倍段階希釈を行いその薬剤を含む培地で菌の生育を判定する．菌の生育の境界濃度がわかるので，**最小発育阻止濃度（MIC）**で表すことができる．ディスク法は，菌を塗布した寒天平板培地に一定量の薬剤を染み込ませたろ紙を置き培養する．ディスクから拡散した薬剤によって発育阻止円ができ，その阻止円の大きさから感受性の程度がわかる．ディスク法は一度に多数の薬剤についての感受性を調べることができる（**図10**）．

MIC：minimum inhibitory concentration

f　副作用

抗微生物化学療法には選択毒性の高い抗微生物化学療法薬が使用される．しかしながら，宿主への不利益な作用としての**副作用**は，薬剤が生体にとって異物である以上，避けられない．副作用は以下の3種類に分類される．

- 臓器障害：細胞内に移行した薬剤が臓器の機能を障害するもので，再生不良性貧血，聴神経障害，腎障害，肝障害などがある．
- 薬剤アレルギー：宿主の免疫応答が過剰に働くことで起こる．アナフィラキシーや薬疹（湿疹，かぶれ，蕁麻疹など）がある．
- 菌交代現象：広域な抗菌スペクトルを有する薬剤の長期使用により常在細菌叢を構成する主要な細菌群が減少し，薬剤の効かないある種の細菌や真菌が異常

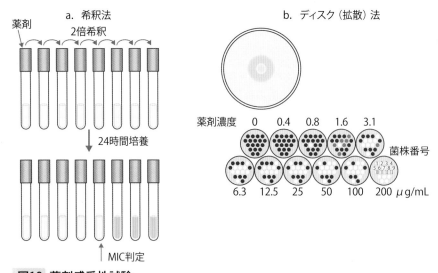

図10 薬剤感受性試験

に増殖することを**菌交代現象**という．これらの菌が病原性を発揮して**菌交代症**となる．カンジダ・アルビカンスによるカンジダ腟炎やディフィシル菌による偽膜性大腸炎がある（3章 **D** 1 コラム参照）．

3 抗微生物化学療法薬

a 抗細菌薬（抗菌薬）

抗生物質の占める割合が大きいが，サルファ剤やキノロン系の合成化学物質も使用される．抗細菌薬の作用機序によって以下の4種類に分類される（**図11**）．

1 細胞壁合成阻害薬

β-ラクタム系抗生物質はβ-ラクタム環をもち，この部分が細菌の細胞壁成分であるペプチドグリカンの合成を阻害して，殺菌的に働く．ペニシリン系，セフェム系抗生物質がある．β-ラクタム環を加水分解するβ-ラクタマーゼ（ペニ

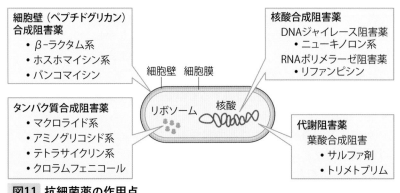

図11 抗細菌薬の作用点

シリナーゼやセファロスポリナーゼなど)を産生できるようになった耐性菌が出現し，β-ラクタム環以外の可変部を置換した半合成品が開発されている．バンコマイシンもペプチドグリカンの合成を阻害する．

2┃タンパク質合成阻害薬

マクロライド系抗生物質は環状のラクトン環をもち，リボソームに結合してタンパク質合成を阻害する．エリスロマイシン，クラリスロマイシン，アジスロマイシンなどがある．

アミノグリコシド系抗生物質はアミノ糖をもち，リボソームに結合してタンパク質合成を阻害する．聴神経障害や腎障害を起こしやすいという副作用があるが，広域抗菌スペクトルをもつ抗生物質である．ストレプトマイシン，カナマイシンなどがある．

テトラサイクリン系抗生物質はリボソームに結合してタンパク質合成を阻害する．ドキシサイクリン，ミノサイクリンなどがある．広域抗菌スペクトルをもち，副作用として胎児や小児の場合に歯牙の着色，エナメル質形成不全がある．

クロラムフェニコールは，リボソームに結合してタンパク質合成を阻害する．分子が小さく，細胞内への移行性にすぐれている．副作用には造血器障害として再生不良性貧血，乳幼児のグレイ症候群があり，使用が限定されている．

3┃代謝阻害薬

代謝阻害薬としてはサルファ剤がある．細菌は，増殖に必須の葉酸(ビタミンB19)を，パラアミノ安息香酸から合成する．化学構造の類似したサルファ剤が拮抗的に誤って取り込まれることで葉酸合成を阻害する．

4┃核酸合成阻害薬

キノロン系抗生物質は細菌の DNA ジャイレースに選択的に作用して核酸合成を阻害する．DNA ジャイレースは DNA 二重らせんの巻きかたを調節する酵素である．フッ素が付加されたノルフロキサシン，オフロキサシン，シプロフロキサシンなど，広範囲な細菌に有効な**ニューキノロン系抗生物質**が合成されている．

リファンピシンは RNA ポリメラーゼを阻害し，結核菌に有効である．

b 抗真菌薬

真菌は，ヒトと同じ真核生物であり構造も動物細胞と似ている．原核生物である細菌に対する抗細菌薬と異なり，真菌のみに有効でヒトに対する副作用の少ない抗真菌薬の開発はむずかしい．近年，真菌の細胞膜に特有の**エルゴステロール合成阻害薬**や**細胞壁合成阻害薬**が発見されている．

細胞壁合成阻害薬のキャンディン系抗真菌薬，細胞膜のエルゴステロールに結合して抗真菌作用を発揮するポリエン系抗真菌薬，エルゴステロールの合成阻害薬であるアゾール系抗真菌薬，核酸合成阻害薬であるフルシトシンがある(**図 12**)．

c 抗原虫薬

原虫も真核生物であり，ヒトと細胞構造が似通っており，抗原虫薬の選択毒性は低く，抗原虫薬の開発はむずかしい．主な原虫感染症であるアメーバ赤痢，膣トリ

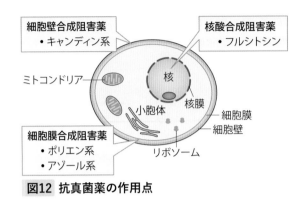

図12 抗真菌薬の作用点

コモナス症，ジアルジア症に対してニトロイミダゾール系抗原虫薬が使用される．世界三大感染症であるマラリアの抗マラリア薬としては，キニーネ，メフロキン，アトバコン・プログアニル配合，プリマキン，アルテメテル・ルメファントリン配合の 5 種類が承認されている．

d　抗ウイルス薬

　ウイルスは細胞内寄生性であり，宿主細胞の代謝機能を利用している．選択毒性の高い抗ウイルス薬の開発はむずかしい．近年は個々のウイルスの特徴的な複製過程が解明されつつあり，その過程に特異的に作用する阻害薬が治療に使われつつある．単純ヘルペスウイルス，水痘・帯状疱疹ウイルス，サイトメガロウイルス，インフルエンザウイルス，ヒト免疫不全ウイルス，B 型肝炎ウイルス，C 型肝炎ウイルス，ヒトオルソニューモウイルス，ヒトパピローマウイルスに種々の抗ウイルス薬が適用されている．ウイルスの生活環に即した脱殻阻害薬，核酸合成阻害薬，インテグラーゼ(DNA 組み込み)阻害薬，タンパク質合成阻害薬，放出阻害薬が開発されている．

4　抗微生物化学療法以外の治療法

　感染症の治療は，抗微生物化学療法がもっとも効果的と考えられるが，それ以外の補助的な治療法として，毒素による中毒症状を起こすジフテリア，破傷風，ボツリヌス症には抗血清を投与する抗血清療法や，感染症による壊死部分を切除する外科的療法もある．

D　感染症の予防対策

学習のポイント

- 感染症の監視体制は，世界的には世界保健機関(WHO)が中心である．日本においては感染症法により規定されている．
- 食中毒については 27 種類の食中毒病因物質が食品衛生法で規定されている．
- 感染症の予防には，感染源(病原体)，感染経路，宿主に対して予防対策を講じることが重要である．

1 感染症法と食品衛生法

　感染症の根幹をなす法律として 1999 年 4 月に「**感染症の予防及び感染症の患者に対する医療に関する法律**」(感染症法)が施行された．それまでの個々の感染症について定めた伝染病予防法や性病予防法などを廃止，統合したもので，患者の人権の尊重，感染症の監視体制の強化などが見直された．改正を経た現在の対象疾患は，病原体などに応じて 1 類から 5 類感染症，新型インフルエンザ等感染症，指定感染症，新感染症に分類される(付表 1 参照)．1 類から 4 類感染症は医師が診断したらただちに保健所長を通じて届け出る義務がある．

　一方，**食品衛生法**には食中毒病因物質について 27 種類が規定されており，医師が診断した場合はただちに保健所長に届け出る義務がある(3 章表 1 参照)．食中毒とは，医学的に独立した疾病ではなく，有害物質を含む食品を摂取することで起こる嘔吐，腹痛，下痢，ときに発熱などを伴う急性または亜急性の胃腸炎，神経症状をいう．

2 感染症監視体制

　世界規模における感染症監視体制は，**世界保健機関(WHO)** が中心的役割を果たす．WHO は「すべての人々が可能な最高の健康水準に到達すること」を目的とする国連の専門機関として設立された．日本は，1951 年 5 月に加盟した．WHO は 1980 年に痘瘡根絶宣言を発表した．痘瘡は人類がはじめて根絶した唯一の感染症である．現代社会においては，ヒトや物資の移動が短時間で広範囲におよび，世界規模での監視体制が重要である．国際協力のもとで感染症を封じ込める努力が必要である．

　日本においては，厚生労働省が感染症対策を担い，国立感染症研究所，地方衛生研究所，保健所が連携して監視体制の中心的役割を果たしている．また，輸入に関しては検疫所が担当する．

WHO：World Health Organization

3 感染症予防の3要因

感染成立の3つの要因である感染源(病原体),感染経路,宿主への予防対策の中でも,とくに感染経路の遮断が重要である(**図13**).

食品を取り扱う立場からは,感染源,感染経路の遮断に注力する必要がある.

- 感染源対策:病原体を排除するために感染源を消毒したり,感染源となる患者を隔離するなど.
- 感染経路対策:感染経路を遮断するために,手洗い,マスク,消毒などを行う.
- 宿主への対策:宿主の抵抗力を向上させる.予防接種は,免疫をもっていないヒトに対する対策である.

4 標準予防策

感染の有無にかかわらず,すべての血液,体液,分泌物(喀痰など),嘔吐物,排泄物,創傷皮膚,粘液などは感染源となる可能性があり,後述の予防策を講じる(**図14**).

- 手袋の着用・手洗い(手指衛生):血液,体液,排泄物などに触れるときは手袋をし,触れた後は手洗いをする.
- 手袋・マスク・エプロン・ゴーグル:血液,体液,排泄物などが飛び散る可能性があるとき,保護具を着用する.
- 医療器具など:汚染された器具は皮膚や粘膜に直接触れないように取り扱う(無菌操作).注射針の針刺し事故防止のためリキャップせず,専用容器に捨てる.
- 感染性廃棄物:感染が疑われる感染性廃棄物は指定されたバイオハザードマーク付き容器に廃棄して焼却,滅菌などの適切な処理をする(**図15**).

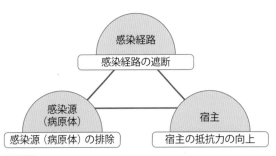

図13 感染成立の3要因と感染対策

感染対策においては,3要因のうち1つでも取り除くことが重要である.とくに,感染経路の遮断は感染拡大防止のためにも重要な対策となる.

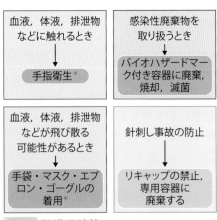

図14 標準予防策

*手袋などを外したときは必ず手指消毒を行うこと.

	黄色 鋭利なもの	注射針，メス，アンプル，バイアル，留置針，翼状針，プレパラート，縫合針，生検針，インスリン針，ガラス試験管など
	橙色 固形状のもの	血液などが付着したガーゼ，使用済みビニール製エプロン，手袋，ガウン，排液バッグ，輸血パック，吸引チューブ，点滴ルート，カテーテルなど
	赤色 液状または泥状のもの	血液，血清，血漿，体液，血液製剤などの液状または泥状のもの，手術などに伴って発生する病理廃棄物

図15 感染性廃棄物の分別とバイオハザードマーク

5　予防接種

　感染症予防の3原則の1つである感受性宿主への予防対策として，予防接種がある．ワクチンにより獲得免疫を得ることで，感染症予防の効果が認められる．痘瘡ワクチンにより人類から痘瘡が根絶された．現在，ポリオについても根絶に成功しつつある．

a　日本における予防接種

　日本における予防接種は制度的に**定期接種**と**任意接種**に分けられる．定期接種は法律に基づき，市区町村が公費で実施する．さらに，集団予防を目的とする**A類疾病**と個人予防を目的とする**B類疾病**に分類される．任意接種は希望者が原則自己負担で受けることになる．

　日本における定期/任意予防接種スケジュールを付表2に示した．

6　滅菌・消毒

　食中毒を含む感染症の予防においては，**一次汚染**と**二次汚染**が問題となる．食品を例に挙げると，食材そのものや原材料の汚染によるものが一次汚染，設備機器や作業従事者などを介したものが二次汚染である（**図16**）．

　考慮すべき汚染源は①原料汚染（表面，内部），②空気汚染，③設備機器汚染，④包材汚染，⑤作業者汚染（服装，手指，設備機器から付着したものも含む）などになる．

　食品の微生物汚染による健康被害の防止には，「つけない」「ふやさない」「やっつけ

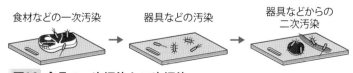

食材などの一次汚染　→　器具などの汚染　→　器具などからの二次汚染

図16 食品の一次汚染と二次汚染

一次汚染や二次汚染の例で，汚染には，すべての食材やすべての器具・人などが関与する可能性がある．

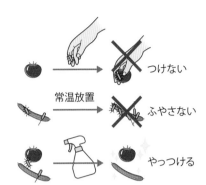

図17 つけない・ふやさない・やっつける

「つけない」「ふやさない」「やっつける」の1例であり，あらゆる可能性を考慮する必要がある.

表4 滅菌・消毒の定義

用語	定義
滅菌	すべての微生物を殺滅または除去すること．日本薬局方では無菌性保証水準が決められており，微生物の生存する確率が100万分の1以下とされている（SAL10^{-6}以下）*. 滅菌工程とは，滅菌を遂行するために求められる一連の行為・操作のこと.
無菌	生育可能な微生物が存在しない状態．定められた方法で対象とする微生物が検出されないこと． 無菌操作とは，無菌を維持するために管理された方法で行う操作.
消毒	生体または器材を処理し，有害事象を引き起こす微生物数を，使用するのに適切である水準まで減少させること． 「消毒」という表現は医薬品・医薬部外品にのみ使用される.
殺菌	微生物を単に殺すこと．医薬品か医薬部外品に使用する．殺滅する対象や殺滅の程度を含まず，有効性を保証していない.
除菌	ろ過，ふき取り，洗い流しなどにより，生育しうる微生物を除去すること．有効性を保証していない.

*無菌性保証水準（SAL：sterility assurance level）：滅菌後に，生育可能な1個の微生物が製品に存在する確率で，10^{-n}で示される．一般にSAL10^{-6}以下が採用されている．SAL10^{-6}とは，単純には製品を100万個（10^{6}個）製造した場合，この中に1個体の微生物が存在する可能性がある（100万分の1）という意味になる.

る」が重要である（**図17**）．食品の加工・製造では，食材や使用する設備などに付着する微生物を安全な範囲まで殺滅し，使用時まで増殖させないことに注力することが必要となる.

a 定 義

微生物を殺滅する方法について，滅菌や消毒，殺菌などいくつかの区別がある．定義を**表4**にまとめた.

b 微生物殺滅法

微生物を殺滅する方法は，化学薬剤を用いずに微生物を殺滅する物理的消毒法（加熱滅菌法，照射法，ろ過法など）と，化学薬剤を用いて微生物を殺滅する化学的消毒法（化学薬剤法，ガス滅菌法など）とに大別される.

1 加熱滅菌法

加熱滅菌法は，熱を加えて微生物を殺滅する方法である．一定の温度で加熱した場合，生存する菌数（生菌数）は加熱時間に応じて指数関数的に減少する．ある温度（t）で加熱した場合に，生菌数を10分の1に減少させるのに必要な加熱時間（分）を**D値**（decimal reduction value）といい，その菌の耐熱性指標として利用される．食品中の微生物を加熱して殺滅する場合，D値を測定し，この5倍の時間，加熱処理することが多い[1].

加熱滅菌法には，火炎中で加熱することによって微生物を殺滅する**火炎滅菌法**

[1]食品中には，異なったD値を持つ多種の微生物が存在する．一方，加熱時間を長くした場合，食品の風味や栄養成分の分解が起こる．このため，存在する耐熱性のもっとも高い微生物を基準として，最適な加熱時間や温度を設定する.

（**図18**），オーブンなどを用いて乾燥した空気中で加熱する**乾熱滅菌法**，適切な温度・圧力の飽和水蒸気中で加熱する**高圧蒸気滅菌法**，加熱水蒸気を直接流通させることによって微生物を殺滅する**流通蒸気法**，沸騰水中に15分間以上沈めて加熱する**煮沸法**などがある（**表5**）．

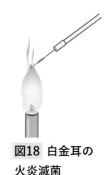

図18 白金耳の火炎滅菌

2┃照射法

照射法は，エネルギー波を照射して微生物を殺滅する方法である．

2┃-1　紫外線照射法

紫外線照射法は，DNAなどに吸収性の高い波長である254nm付近の紫外線を照射し，DNAなどを破壊する方法である．比較的平滑な物品の表面，施設，設備または水，空気などで，紫外線照射に耐えるものに用いる．耐性菌出現の心配もなく，細菌，真菌およびウイルスに対して殺滅効果を示す．殺菌線照度は，殺菌線光度（W），照射器具の形状，照射距離（m）などによって異なる．一定の照度の殺菌線を照射した場合，生菌数は照射時間に応じて指数関数的に減少する．

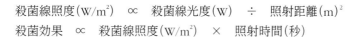

$$\text{殺菌線照度}(\text{W/m}^2) \quad \propto \quad \text{殺菌線光度}(\text{W}) \quad \div \quad \text{照射距離}(\text{m})^2$$
$$\text{殺菌効果} \quad \propto \quad \text{殺菌線照度}(\text{W/m}^2) \quad \times \quad \text{照射時間}(\text{秒})$$

陰になる部分など，紫外線の照射されない部分では微生物は殺滅されない．また，人体への直接照射で，目や皮膚に障害が起こる可能性がある．加えて，ポリエチレンやポリスチレンなどのプラスチックでは，紫外線の透過が極端に低下する場合があるので注意が必要である．

2┃-2　マイクロ波照射法

マイクロ波（2450 ± 50 MHzの高周波）を照射すると，分子が振動し分子同士が摩擦することで熱エネルギーが発生する（**マイクロ波加熱**）．**マイクロ波照射**

表5 加熱滅菌法

方法		条件	用途
火炎滅菌法	火炎中で加熱し微生物を殺滅する	―	ガラス製品，磁製品，金属製品など，火炎で破損しないもの
乾熱滅菌法	オーブンなどの乾熱空気中で加熱する	160〜170℃で120分間以上，170〜180℃で60分間以上，180〜190℃で30分間以上など	ガラス製品，磁製品，金属製品，鉱油，油脂，粉体など，熱に安定なもの
高圧蒸気滅菌法	適切な温度・圧力の飽和水蒸気中で加熱する	115〜118℃で30分間以上，121〜124℃で15分間以上，126〜129℃で10分間以上など	ガラス製，磁製，金属製，ゴム製，紙製，繊維製の物品，水，培地，試薬・試液など高温高圧水蒸気に耐えるもの
流通蒸気法	加熱水蒸気を直接流通させる（蒸し器の中で蒸す）	100℃の蒸気中で30〜60分間	高圧蒸気滅菌法によって変質するおそれのあるもの
煮沸法	沸騰水中に沈めて加熱する	15分間以上沈める	高圧蒸気滅菌法によって変質するおそれのあるもの

法は，マイクロ波を照射することで生じる熱によって微生物を殺滅する方法である．

2)-3 放射線滅菌法

放射線滅菌法[2]は，コバルト60などの放射性同位元素から放射されるγ線（ガンマ）を用いる方法（γ線滅菌法）と，電子加速器から発生する電子線を用いる方法（電子線滅菌法）などがある．γ線は二次的に発生する電子で細胞を死滅させるのに対し，電子線は電子加速器から直接発生する電子で細胞を死滅させる．

[2] 放射線滅菌法　日本での食品への放射線照射は，ジャガイモの発芽防止だけに認可されている．

3 ▌ろ過法

ろ過法は，適当なろ過装置を用いてろ過し微生物を除去する方法である．気体，水または可溶性で熱に不安定な物質を含有する試料などに用いる．滅菌用フィルターには孔径 0.22 μm 以下のフィルターを用いるが，0.45 μm 以下のフィルターも用いられる．

ろ過面に対するろ過原液の流れの方向から，全ろ過方式とクロスフロー方式に分類される（**図19**）．ケーク層が厚くなるとろ過効率が落ちるため，少量のろ過の場合には，全ろ過方式を用いるが，産業用途など大量のろ過が必要な場合にはケーク層が厚くなりにくいクロスフロー方式が用いられる．また，ろ過材の形状から，メンブレン方式（膜ろ過）とデプス方式（積層ろ過）に分類される（**図20**）．デプス方式は，ろ過径の粗いろ過材を何層にも重ねて，実質的なろ過径を小さくする方法である．また，ろ過できる粒子径から，**精密ろ過法**（microfiltration），**限外ろ過法**（UF膜ろ過法），**逆浸透膜ろ過法**（RO膜ろ過法）などに分類される（**図21**）．

UF：ultrafiltration

RO：reverse osmosis

精密ろ過法は，ろ過径が 0.2～3 μm の範囲のフィルターを用いる．ろ紙ではろ過できないコロイド粒子や微生物などを分離できる．限外ろ過法は，ろ過孔径

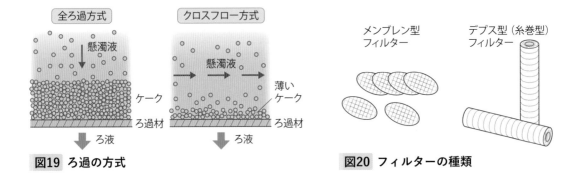

図19 ろ過の方式

図20 フィルターの種類

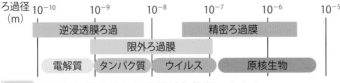

図21 ろ過径と微生物など分離対象物質の大きさ

が 0.001〜0.1 μm の範囲のフィルターを用いる．微小なコロイド粒子やタンパク質などの高分子を分離できる．逆浸透膜ろ過法は，フィルターをはさんで濃厚溶液側に浸透圧より大きな圧力を加え，溶媒を濃厚溶液側から希薄溶液側に移行させることでろ過を実施する．逆浸透膜ろ過法では水溶液中から電解質（イオン）を分離でき，海水から真水を製造する際などにも用いられている．

　空気中に含まれる微細物を除くためには，**HEPA フィルター**や **ULPA フィルター**が用いられる．HEPA フィルターは，粒子径が 0.3 μm の粒子に対して 99.97％以上の捕集率を有し，ULPA フィルターは，粒子径が 0.15 μm の粒子に対して 99.9995％以上の捕集率をもつ．

HEPA：high efficiency particulate air

ULPA：ultra low penetration air

4 ┃ 化学薬剤法

　化学薬剤法は，化学薬剤を用いて，生菌数をあらかじめ設定した，感染や健康被害を惹起しえない水準にまで減少させる処置法である．これは生菌数を減らすための処置法であって，必ずしもすべての微生物を殺滅し，除去するものではない．また，消毒剤には一定の殺菌スペクトル[3]があり，1 つの消毒法ではこれに抵抗する微生物が必ず存在する．

　化学薬剤法は，殺滅する微生物の程度に応じて，高水準消毒（high-level disinfection），中水準消毒（intermediate-level disinfection），低水準消毒（low-level disinfection）に分類される．高水準消毒は，芽胞が多数存在する場合を除き，ほとんどすべての微生物を死滅させる．中水準消毒は，ほとんどの栄養型細菌，ほとんどの真菌，ほとんどのウイルスを殺滅するが，必ずしも芽胞を殺滅しない．また，低水準消毒は，ほとんどの栄養型細菌，ある種のウイルス，ある種の真菌を殺滅する．主な消毒剤と殺菌効果を**表 6** にまとめた．

[3] 殺菌スペクトル　種類の異なる微生物に対する効果の有無．どの微生物に効いて，どの微生物には効かないかという分類．

5 ┃ ガス滅菌法

　ガス滅菌法は，エチレンオキサイドガス（EO ガス）などを殺菌する対象に直接流通させる方法である．耐熱性の低いゴム製品，プラスチック類，光学機器類などの滅菌に用いられ，食品には用いられない．

EO：ethylene oxide

c　無菌操作とバイオセーフティー

1 ┃ 無菌操作

　細菌や真菌などの微生物は，実験台や空気中などあらゆるところに常在し，肉眼ではみえない存在である．実験操作などにおいて，不要な物質が混入することを**コンタミネーション**というが，微生物などの取り扱いにおいては，作業の過程で他の微生物がコンタミネーションしないように注意する必要がある．

　使用する物品や試料を無菌状態に保ちながら操作することを**無菌操作**という．清潔・不潔のエリアを厳重に区別し，他の微生物の侵入を防ぐ目的で行われる．通常，無菌操作は**クリーンベンチ**中や，**クリーンルーム**内などで実施される．クリーンベンチの例を**図 22** に示した．クリーンベンチやクリーンルームでは，取り込んだ外気（汚染）を HEPA フィルターなどにより除菌し（無菌化），ベンチ内やルーム内を除菌した空気で満たして清浄な空間をつくりだす．ベンチ内やルーム内は，ベンチ外やルーム外より気圧が若干高くなっている（陽圧）．

表6 主な消毒剤と殺菌効果

水準	薬剤			細菌		真菌		ウイルス	芽胞
	消毒剤	使用濃度（%）	適用	グラム陽性菌	グラム陰性菌	酵母	カビ		
高	過酢酸	0.2〜0.3	食品添加物	○	○	○	○	○	○
	グルタルアルデヒド	2〜3.5	—	○	○	○	○	○	○
中	次亜塩素酸ナトリウム	0.02〜1	食品添加物	○	○	○	○	○	△
	ポビドンヨード	10	—	○	○	○	○	○	×
	エタノール	60〜90	食品添加物	○	○	○	△	△	×
	イソプロパノール（2-プロパノール）	50〜70	—	○	○	○	△	△	×
	フェノール	3〜5	—	○	○	○	△	△	×
	クレゾール石けん	0.5〜1.5	—	○	○	○	△	△	×
低	クロルヘキシジングルコン酸塩	0.1〜0.5	—	○	○	○	△	×	×
	塩化ベンザルコニウム	0.05〜0.2	—	○	○	○	△	×	×
	ベンゼトニウム塩化物	0.01〜0.02	—	○	○	○	△	×	×
	アルキルジアミノエチルグリシン塩酸塩	0.05〜0.2	—	○	○	○	△	×	×
その他	過酸化水素（オキシドール）	3	食品添加物	○	○	○	○	○	△
	ホルムアルデヒド溶液（ホルマリン）	1〜5	—	○	○	○	○	○	△

○：効果あり，△：一部に効果がある，または，効果が低い，×：効果がほとんどない

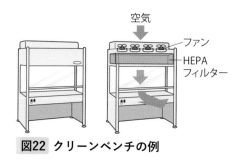

図22 クリーンベンチの例

2 ┃ バイオセーフティー

　バイオセーフティー（biosafety）は，**バイオハザード**（biohazard）の防止対策を総称する用語として，国際的に広く用いられている．バイオハザードは，「バイオ（生物）」と「ハザード（危険性または障害）」の合成語であり，「生物危害」などと訳されている．

　バイオセーフティーを実行する際に求められる内容は，①起こりうる危害の予

測分析，②情報の交換，③必要なハード面の対策，④ソフト面でのルール策定，⑤万一のミスや事故に対する対策，⑥実験者などの教育と訓練，である．バイオセーフティーの基準を**表7**に示した．また，バイオセーフティー基準に基づいて使用される安全キャビネットの例を**図23**に示した．バイオセーフティーでは，取り扱った微生物（危険性の高い微生物）を設備や施設の外に出さないことが求められる．このため，**安全キャビネット**では，HEPAフィルターなどで微生物を捕集し（無菌化），清浄になった空気を外気に放出している．安全キャビネット内の気圧は，外圧よりも若干低く（陰圧），空気の流れは基本的にクリーンベンチとは逆になる（**図23**クラスI）．コンタミネーションを防ぐ場合でも（**図23**クラスⅡ，クラスⅢ），いったんHEPAフィルターなどを通過し，清浄になった空気を安全キャビネット内へ循環させるが，安全キャビネット内を危険性の高い微生物で汚染するため，そのまま外気に放出することはなく，再度，HEPAフィルターなどで微生物を捕集し，清浄になった空気のみを外気に放出している．

　危険性の高い微生物に汚染した可能性のあるすべての廃棄物は，感染性廃棄物として取り扱われる．感染性廃棄物は，他の廃棄物と分別し，内容物が飛散・流出するおそれのない容器で保管・運搬することが決められ，容器や保管場所には，感染性廃棄物の表示（バイオハザードマーク，**図24**，4章図15参照）が義務付け

表7 バイオセーフティー基準

クラス	取り扱える対象	作業状況など	安全設備など
Ⅰ	病原性がない微生物・キノコ類・寄生虫，動物，植物	微生物学的に望ましい技法	普通の実験台での作業が可能
Ⅱ	病原性が低い微生物・キノコ類	微生物学的に望ましい技法，保護服，バイオハザードマーク表示	普通の実験台での作業が可能 エアロゾルが発生する場合，生物学的安全キャビネットを使用
Ⅲ	病原性は高いが伝播性が低い微生物・キノコ類	微生物学的に望ましい技法，保護服，バイオハザードマーク表示 特殊衣服，入室の規制，方向性気流	生物学的安全キャビネットを使用
Ⅳ	病原性が高く伝播性が高い微生物	微生物学的に望ましい技法，保護服，バイオハザードマーク表示 特殊衣服，入室の規制，方向性気流 入口にエアロック，出口にシャワー，廃棄物処理を設置	ろ過空気と壁経由の両面オートクレーブを使用 クラスⅢの生物学的安全キャビネット，または，クラスⅡの生物学的安全キャビネットと陽圧服の併用

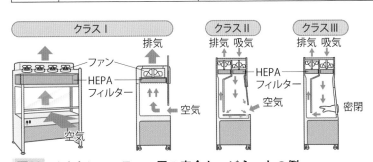

図23 バイオセーフティー用の安全キャビネットの例

図24 バイオハザードマーク表示

られている.

E 食中毒の予防対策

学習のポイント

- 食品の殺菌法には，加熱により殺菌する熱殺菌法と熱を加えない冷殺菌法がある．
- 食品の熱殺菌では，D値，F値，Z値などが用いられる．
- 食品添加物のうち，保存料は，食品中の微生物の増殖を抑制することで，殺菌料は，調理器具などに付着する微生物を殺菌し食品に付着する微生物を減らすことで，食品の保存性を高める．
- 食中毒などの危害を防止するため，HACCPなどの手法が用いられる．
- 食品の安全性を確保する目的で，食品安全基本法に基づき食品安全委員会が設置されている．

　食品に存在している細菌や真菌は，腐敗など食品の品質劣化の原因となる．微生物の活動を抑えるため，食品には**殺菌**や**静菌**などの処理が行われる．微生物を加熱や薬剤などを用いて死滅させることを殺菌といい，それを示す効果やその作用を殺菌効果や殺菌作用という．また，微生物を殺菌するわけではなく増殖を阻害することを静菌といい，それを示す効果やその作用を静菌効果や静菌作用という．

1 食品の殺菌

　食品の殺菌法は，加熱により殺菌する**熱殺菌法**と，熱を加えない**冷殺菌法**とに大別される．熱殺菌法は，前述の加熱滅菌法（ D 6 参照）とは異なり，ある程度，食品の風味などを保持できる条件での加熱となる．一方，冷殺菌法では，食品添加物を用いた，微生物の化学的な殺菌が中心となる．

a 熱殺菌法

　食品の熱殺菌法は，100℃以上で加熱する**高温殺菌法**と，100℃未満で加熱する**低温殺菌法**とに分類される．

　高温殺菌法では，加熱温度121℃，殺菌時間5～30分が多く用いられる．これは芽胞を含むすべての微生物を殺滅する方法で，固形物を含むレトルト食品の製造などに利用されている．

　低温殺菌法では，牛乳などで63℃，30分間以上の加熱，豚肉や鶏卵などで70℃，1分間以上の加熱，食品によっては中心温度が75℃以上，1分間以上の加熱法などが用いられる．

　一般に，大腸菌やサルモネラ菌など細菌性の食中毒を防ぐためには，食品の中心温度が75℃以上で，1分間以上の加熱が求められ[4]，ノロウイルスなどウイルス性の食中毒を防ぐためには，85℃以上で，1分間以上の加熱が望ましいとされている．

[4] 温泉卵の場合，70℃で25分間や75℃で15分間の加熱では卵の中心温度は68℃までしか達しない．また，オムレツの場合，内部が柔らかく流れ出る状態では，中心温度は75℃には達しておらず，75℃を超えると卵焼き状態になることが示されている．

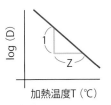

図25 加熱温度とD値の関係

表8　D値・Z値・F値

D値	ある加熱温度T(℃)で加熱した場合の,生菌数が10分の1になる時間(分または秒)
Z値	D値が10分の1または10倍になる温度変化(温度差[℃])
F値	殺菌の程度を121℃での殺菌に必要な時間に換算した値(分)

食品の殺菌は,加熱温度や加熱時間,ならびに食品のもつ特性(pH,水分活性,物性など)によっても異なる.食品の殺菌の場合,加熱温度T(℃)に対し,生菌数が10分の1になる加熱時間D値(分)の対数に直線性が認められ(**図25**),**D値**や,D値が10分の1(または10倍)となる温度差Z値(℃)を求め加熱温度や加熱時間を決定する(**表8**).

加熱温度T(℃)と加熱時間D値(分)の対数には負の相関があり,直線の傾きが温度差Z値(℃)になる.ある温度T_0でのD値(D_0)と**Z値**が求まれば,他の温度TでのD値は,以下の式で計算できる[5].

$$D=D_0\times10^{\frac{T_0-T}{Z}}$$

食品の殺菌では5D(D値の5倍の殺菌時間),ボツリヌス菌などの殺菌では12D(D値の12倍の殺菌時間)が用いられる.

これとは別に,**F値**も用いられる.F値は,121℃での加熱に換算した殺菌強度を示し,F＝1は,「121℃,1分間加熱した場合の殺菌力と同じ殺菌力」という意味になる(**表8**).レトルト食品などではF＝4以上の加熱殺菌が求められる[6].加熱温度Tでt分間加熱した場合のF値は,以下の式で示される[7].

$$F=t\times10^{\frac{T-121}{Z}}$$

b　冷殺菌法

冷殺菌法は,主に化学薬剤を用いて食品の殺菌を行う方法であるが,食品に用いることができる化学薬剤は食品添加物として規制されている.食材の事前の殺菌や,設備・器具などの殺菌を目的とした食品添加物は**殺菌料**[8]に分類されている.この殺菌料には,次亜塩素酸ナトリウム,亜塩素酸ナトリウムなどの塩素系,過酢酸,過酸化水素,エタノールなどが認められているが,エタノール以外は最終的には食品から除去される必要がある.食品添加物の殺菌料の効果と用途などを**表9**にまとめた.

2　食品添加物による静菌

微生物による食品の腐敗を抑制するため,食品中に加えることができる食品添加物は**保存料**[9]に分類されている.保存料は,食品の腐敗や変敗の原因となる微生物

[5] たとえば,ある微生物の60℃でのD値が50分,Z値が10℃であった場合,もともと生菌数が1,000個体とすると,60℃でのD値が50分なので,60℃,50分の加熱で100個体,100分の加熱で10個体,150分の加熱で1個体になる.また,Z値が10℃なので,70℃で加熱すると,5分で100個体,10分で10個体になり,80℃で加熱すると,5分で10個体になる.

[6] レトルト食品は,容器包装詰加圧加熱殺菌食品であり,気密性のある容器包装に入れ,密封した後,加圧加熱殺菌したものである.缶詰・瓶詰なども同様である.この殺菌には,pHが4.6を超え,かつ,水分活性が0.94を超える場合,中心温度が121℃で4分間加熱する方法(F＝4)と同等か,それ以上の殺菌方法が求められている.

[7] たとえば,F＝1を100℃で達成しようとする場合,121℃でのD値が1分で,100℃でのD値が100分の場合を想定すると,100℃では100分の加熱が必要になる.また,Z値が10.5℃の場合を想定すると,21.0℃下がるとD値は10倍×10倍で100倍になることから,100分の加熱が必要になる.

[8] 殺菌料　医薬品の殺菌剤と混同しないため殺菌料と呼ばれる.

[9] 保存料　医薬品の保存剤と混同しないため,保存料と呼ばれる.

表9 代表的な殺菌料と効果

殺菌料		効果/（ ）は効果が弱い	使用制限など
塩素系	次亜塩素酸水	一般細菌，黄色ブドウ球菌，ノロウイルス（カビ，芽胞形成菌）	食品中への残存不可
	次亜塩素酸ナトリウム	一般細菌，黄色ブドウ球菌，ノロウイルス（カビ，芽胞形成菌）	ゴマ以外に使用可能
	亜塩素酸水	一般細菌，カビ，芽胞形成菌，黄色ブドウ球菌，ノロウイルス	精米，豆類，野菜（キノコ類を除く），果実，海藻類，鮮魚介類（鯨肉を含む），食肉，食肉製品，鯨肉製品に使用可．食品中への残存不可
	亜塩素酸ナトリウム	一般細菌，黄色ブドウ球菌	数の子加工品，生食用野菜類，卵類，食肉，食肉製品には浸漬または噴霧で使用可．菓子製造用柑橘類果皮，サクランボ，フキブドウ，モモに使用可能．食品中への残存不可
過酢酸製剤		一般細菌，カビ，芽胞形成菌，黄色ブドウ球菌，ノロウイルス	野菜，果実，食肉の表面の殺菌のみ，浸漬または噴霧で使用可
過酸化水素		一般細菌，黄色ブドウ球菌（カビ，芽胞形成菌）	釜揚げシラス，シラス干しは，残存量が0.005g/kg未満．他の食品では残存不可
エタノール		一般細菌，黄色ブドウ球菌（カビ）	制限なし

の増殖を抑制し，食品の保存性を高める添加物で，微生物を殺滅することを目的とした殺菌料とは異なる．代表的な保存料とその特徴を**表10**にまとめた．

　また，オレンジやレモンなどの柑橘類の果実やバナナは，輸送貯蔵中のカビの発生を防止するため，特別に収穫後に使用される農薬を食品添加物として使用できる基準が設けられている．たとえば，イマザリル（IMZ）は，ミカンを除く柑橘類とバナナに，チアベンダゾール（TBZ）は，柑橘類とバナナに，オルトフェニルフェノール（OPP）やジフェニルは，柑橘類のみに使用できる．これらの食品添加物は防カビ剤・防ばい剤[10]に分類されている．

[10] 防カビ剤・防ばい剤　防カビ剤・防ばい剤が使用された柑橘類やバナナなどを販売する場合，使用された物質名の表示が義務付けられている．

3 食品の衛生管理

　食中毒など，微生物などによる食品への危害を未然に防ぐために，さまざまな手法が用いられている．現在，世界的に標準となっている手法ではHACCPとISO22000が中心となっている．

a HACCP

　HACCP[11]とは食品中に潜む危害（生物的，化学的，物理的）と要因を科学的に分析し，それを除去できる工程を常時管理し記録しておく方法である．1960年代のアメリカのアポロ計画中にNASA（アメリカ航空宇宙局）により提唱され，1997年に食品加工の国際的ガイドラインに採用されている．HACCPでは，7つの原則に基

[11] HACCP　Hazard Analysis and Critical Control Point の略．ハサップと読み，危害分析と重要管理点などと訳されている．

表10 代表的な保存料と特徴

保存料	主な特徴	主な対象食品
安息香酸 安息香酸ナトリウム	細菌，カビ，酵母に有効性を示す 酸性域で作用が強い	キャビア，果実ペースト，マーガリン，清涼飲料水，シロップ，しょうゆなど
ソルビン酸 ソルビン酸カリウム ソルビン酸カルシウム	抗菌作用は強くないが細菌，カビ，酵母に対し一様に広い有効性を示す 酸性域で作用が強い	チーズ，魚肉練り製品，食肉製品，イカ燻製品，あん類，果実ペーストなど
デヒドロ酢酸ナトリウム	乳酸菌を除く細菌，カビ，酵母に有効性を示す 酸性～中性付近のpH域で作用が強い	チーズ，バター，マーガリン
ナイシン*	グラム陽性菌に対して有効	食肉製品，チーズ，ソース類，ドレッシングなど
パラオキシ安息香酸イソブチル パラオキシ安息香酸イソプロピル パラオキシ安息香酸エチル パラオキシ安息香酸ブチル パラオキシ安息香酸プロピル	カビ，酵母，一部の細菌に有効性を示す 作用はpHであまり変化しない タンパク質で作用が阻害される	しょうゆ，果実ソース，酢，清涼飲料水，シロップ，果実または果菜
プロピオン酸 プロピオン酸カルシウム プロピオン酸ナトリウム	カビ，細菌に有効性を示す	チーズ，パン，洋菓子

*ナイシンはラクトコッカス・ラクティスが産生する34個のアミノ酸からなるペプチドで，グラム陽性菌の熱処理後における芽胞の発芽後生育を低濃度で阻害する．

づく 12 の手順の実施が求められる（**図 26**）．

b　総合衛生管理製造過程

　総合衛生管理製造過程は，HACCP の概念を取り入れた食品製造過程の高度管理システムで，日本の唯一の HACCP システムであり，厚生労働大臣により承認される．乳・乳製品，清涼飲料水，食肉製品，魚肉練り製品，レトルト食品の製造のみが対象であるが，その他の食品製造においても本過程に準じることが求められている．後述の HACCP の義務化に伴い廃止される予定である．

c　改正食品衛生法による食品等事業者への HACCP システム導入

　2021 年 6 月より，食品製造加工業者に加え，店舗での製造販売業者，飲食店，流通業者などを含むすべての食品等事業者に対して，一般衛生管理と HACCP による衛生管理のための「衛生管理計画」の作成を基本とする衛生管理が義務化された．事業者が衛生管理計画の策定・遵守を行わない場合，行政指導・行政処分を受ける場合がある（**図 27**）．

d　ISO22000

　ISO22000（食品安全マネジメントシステム）[12] は，フードチェーンにかかわるすべての組織が対象で，HACCP の食品衛生管理手法をもとにした国際標準規格となっている．日本では，とくに総合衛生管理製造過程に該当しない業者の HACCP シス

[12] ISO22000（食品安全マネジメントシステム）　民間の国際標準化機構（International Organization for Standardization：ISO）が提唱する国際標準規格．各国の ISO の認証機関により認証される．

7 原則

1. 危害分析
2. 重要管理点の決定
3. 管理基準の設定
4. モニタリング方法
5. 改善措置の設定
6. 検証方法の設定
7. 記録の維持管理

12 手順

1. チームを編成する
2. 製品についての情報を書き出す
3. 製品の使用について確認する
4. 工程一覧図，施設の図面，標準作業書を作成する
5. 図面に基づき現場を確認する
6. 危害が起こる可能性を分析する（原則 1）
7. 重要管理点を決定する（原則 2）
8. 管理する基準を決定する（原則 3）
9. 管理基準のモニタリング方法を設定する（原則 4）
10. 改善措置を設定する（原則 5）
    管理基準を逸脱した場合の対応を設定
11. 検証方法を設定する（原則 6）
    全体の見直しの基準を設定する
12. 記録を実施し記録を維持する（原則 7）

図26 HACCPの7原則と12手順

（食品製造・加工業など）	（小規模事業者・飲食店など）
衛生管理	衛生管理
＋	＋
HACCPの7原則に基づく衛生管理	必要な重要管理点の設定
HACCPに沿った衛生管理	HACCPの考え方を取り入れた衛生管理

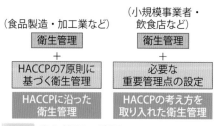

図27 衛生管理の範囲

テムとして活用されている．

e 大量調理施設衛生管理マニュアル

大量調理施設衛生管理マニュアルは，集団給食施設などにおける食中毒などの危害を未然に防止するため，調理過程における重要管理事項などについて厚生労働省が示したマニュアルで，現在は 2017 年版が用いられている．同一メニューを 1 回 300 食以上か，1 日 750 食以上を提供する調理施設に適用されているが，中小規模調理施設などにおいても，このマニュアルに準じた作業の徹底が求められている．

4 行政による食品安全の監視

微生物による食品への危害を未然に防ぐことなどを含め，食品の安全性確保のための衛生管理を確実に実施するために，行政はさまざまな法律に基づき，フードチェーンにかかわるすべての組織を監視している．

表11 食品の安全にかかわる主な法律

法律	所管官庁	主な目的	主な概要
食品安全基本法	消費者庁（組織運営は内閣府）	国民の健康保護のための食品の安全性の確保	国・地方自治体，食品関連事業者の責務と消費者の役割 食品安全委員会を設置し，リスクアナリシスを実施
食品衛生法	厚生労働省 消費者庁	飲食による衛生上の危害を防止し，国民健康を保護	食品の定義(医薬品・医薬部外品を除くすべての飲食物) 危害が疑われる食品などの販売・製造・輸入の禁止 食品・添加物の規格・基準の制定(表示は内閣総理大臣) 残留農薬基準(ポジティブリスト)の策定 総合衛生管理製造過程の承認 安全が疑われる食品などの検査(厚生労働大臣・都道府県知事) 安全が疑われる食品などの撤去(厚生労働大臣・内閣総理大臣・都道府県知事) 飲食店の営業許可(都道府県知事) 衛生の監視・管理など
健康増進法	厚生労働省	国民の健康増進措置を講じ，国民保健の向上を図る	国民，国・地方公共団体，市町村などの役割を明確化 「健康日本21」の法律的根拠 国民健康・栄養調査，保健指導の実施 受動喫煙の防止 特別用途食品(含・特定保健用食品)の審査・許可
食品表示法	消費者庁	表示の目的の統一と拡大	食品表示の適正を確保し，消費者の権利尊重と自立支援 食品表示基準の策定と遵守・指示 　全般(内閣総理大臣)，酒以外(農林水産大臣)，酒(財務大臣) 保健機能食品(特定保健用食品・機能性表示食品・栄養機能食品)の表示
JAS法 **（日本農林規格等に関する法律）**	農林水産省	農林水産分野の規格を制定し，消費者利益を保護する	品質の規格化 生産方法の規格化 試験方法，取扱方法の規格化

a　食品の安全にかかわる**法律**

　食品流通の広域化・グローバル化の進展，新たな危害要因の出現，遺伝子組み換えなどの新たな技術の開発などにより，食生活を取り巻く状況が大きく変化している．このような情勢の変化に対応するため，国民の健康の保護を基本理念として，2003年に食品安全基本法が施行され，食品の安全性の確保に関する施策が総合的に推進されている．食品および食品製造にかかわる法律を**表11**にまとめて示した．

b　食品安全委員会

　食品の安全に関しては，食品安全基本法に基づき内閣府に設置された食品安全委員会が一体運営している．食品安全基本法では，食品の安全監視において，行政の指導下で実務を行っている食品関連事業者，科学者，消費者の役割が明確化されている(**図28**)．

c　食品の衛生管理にかかわる**監視体制**

　食品の衛生管理において，安全性の確保にかかわる知識および技術をもつさまざまな指導員が関与している．食品衛生にかかわる指導員などを**表12**まとめた．

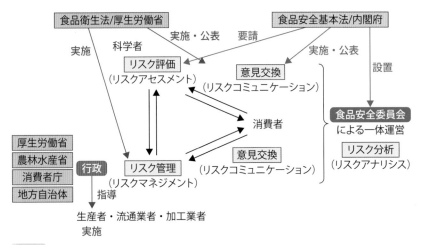

図28 食品安全委員会によるリスクアナリシス

表12 食品衛生にかかわる監視体制

指導員など	根拠となる法律など	任命など	主な権限など
食品衛生監視員	食品衛生法第30条	厚生労働大臣，内閣総理大臣または都道府県知事など	飲食店などの営業施設の許可事務 営業施設に対する監視と指導 食中毒などの調査と食品の検査
食品衛生管理者	食品衛生法第48条 食品衛生法施行令第13条	営業者が設置 特定の製造業・加工業での設置が義務	製造・加工の衛生的な管理
食品衛生推進員	食品衛生法第61条	都道府県などの委託	保健所と協力して飲食等事業者の食品衛生向上に関する自主的な活動を促進
食品衛生責任者	食品衛生法施行条例別表第1	営業者が設置	店舗，施設などの衛生など管理運営
食品衛生指導員	日本食品衛生協会	協会からの委託	食品等事業者の衛生指導や相談 消費者の食品衛生意識の啓発
検疫所	食品衛生法・検疫法	—	食品衛生法に基づく輸入食品の監視・試験検査 検疫法に基づく病原体などの検疫

練習問題

以下の文章について正しいものには○，誤っているものには×をつけよう．

Q1 結核，AIDS，マラリアは単独の病原体で，死亡者数が年間100万人前後である疾患で，世界三大感染症という．

Q2 感染症の治癒は，抗微生物化学療法薬の長期使用が推奨されている．

Q3 感染症の診断は，基本的に病原体診断で，起因菌の検出が必須である．

Q4 抗生物質は抗微生物化学療法薬のうち，細菌の増殖を抑える物質で微生物が産生するものをいう．

Q5 細菌がある薬剤の作用で殺菌または静菌される場合，その細菌はその薬剤に耐性があるという．

Q6 抗微生物化学療法には宿主への有害な影響の少ないことが必要で，選択毒性の高い抗微生物化学療法薬が使用される．

Q7 感染症予防には，感染成立の3要因である感染源（病原体），感染経路，宿主への予防対策が重要である．

Q8 日本における現行の予防接種制度は，定期接種と任意接種がある．

Q9 殺菌はすべての菌を殺すことであり，殺菌済みであれば，ほぼ無菌状態と考えてよい．

Q10 紫外線照射法は，紫外線吸収性の高いDNAを破壊して微生物を死滅させる方法であり，加熱殺菌がむずかしい紙などでパッキングされた食品の殺菌には最適な方法である．

Q11 食品工場の製造設備などの殺菌では，もっとも殺菌効果の高い100％エタノールが用いられる．

Q12 食品添加物の保存料は，食品中への残存は認められていない．

Q13 無菌操作はクリーンルームなどで実施される．一般的な食品工場で使用されるクリーンルームは，ほぼ無菌状態と考えてよい．

Q14 食品工場などの衛生管理にはHACCPの概念が取り入れられている．HACCPとは食品の中に潜む危害と要因を科学的に分析して地域の保健所に報告し，保健所と連携して食品による危害を低減することを目的としている．

Q15 国際的な食品衛生管理では，HACCP以外では，国際連合食糧農業機関（FAO）の分科会である食品安全・流通委員会が策定した国際規格であるISO22000に準拠することが望まれている．

Q16 食品添加物の規格・基準を定めることができるのは，厚生労働大臣である．

Q17 食品衛生法は，国民の健康の増進を図るための措置を講じ，もって国民保健の向上を図ることを目的としている．

Q18 食品安全委員会は，食品衛生法により設置された．

5 主な病原微生物

A 食中毒に関連した病原微生物

学習のポイント

- 食中毒の病因物質として食品衛生法で 27 種類規定されている．そのうち，細菌が 16 種類，ウイルスが 2 種類，寄生虫が 3 種類である．
- 食中毒起因菌は，感染型，毒素型，中間型(生体内毒素型)に分類される．
- 感染型食中毒菌として，カンピロバクター，腸管出血性大腸菌，その他の病原大腸菌，サルモネラ属菌，腸チフス菌，パラチフス A 菌，コレラ菌，腸炎ビブリオ菌，ナグビブリオ菌，赤痢菌，腸炎エルシニアがある．
- 毒素型食中毒細菌として，黄色ブドウ球菌，ボツリヌス菌がある．
- 中間型食中毒細菌として，ウェルシュ菌，セレウス菌がある．
- 食中毒起因ウイルスとして，ノロウイルス，A 型肝炎ウイルス，E 型肝炎ウイルスがある．
- 寄生虫として，アニサキス，クドア，サルコシスティス・フェアリーが食中毒を起こす．

1 細 菌

a 黄色ブドウ球菌 *Staphylococcus aureus*

黄色ブドウ球菌は，グラム陽性球菌でブドウの房状に菌が配列することが特徴である(図1)．耐塩性で 10% の食塩濃度でも増殖できる．健常人の 30〜40% で鼻腔内粘膜に常在している．寒天培地で黄色いコロニーを形成する．コアグラーゼ[1] 産生能がある．多様な菌体外毒素，酵素を産生してヒトに対して多彩な病原性を発揮する(図2)．薬剤耐性化しやすく，多剤耐性菌であるメチシリン耐性黄色ブドウ球菌(MRSA)は院内感染の起因菌として問題になる．

1 ┃ 食中毒

食品中で産生された**腸管毒(エンテロトキシン)**により毒素型食中毒を起こす．吐き気，嘔吐，腹痛，水様性下痢などの胃腸炎症状が起こる．腸管毒は耐熱性で，100℃，30 分で不活化しないため，食品の食前加熱で防止できない．

2 ┃ 化膿症

化膿性炎症で膿痂疹(とびひ)の皮膚化膿症，中耳炎などを起こす．

---

[1]コアグラーゼ　血液凝固作用を有する酵素で，菌体外毒素の1つ．ブドウ球菌(スタフィロコッカス)属はコアグラーゼの有無で分類され，黄色ブドウ球菌は陽性菌，表皮ブドウ球菌(*S. epidermidis*)は陰性菌．

MRSA：methicillin-resistant *S. aureus*

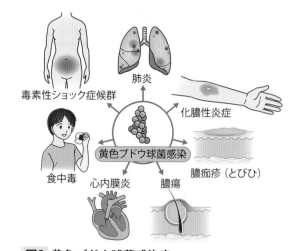

図2 黄色ブドウ球菌感染症

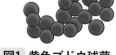

図1 黄色ブドウ球菌（グラム染色像）

ブドウの房状を呈するグラム陽性球菌.

3 ▌ 剥脱（剥離）性皮膚炎

剥脱性毒素産生株による毒素で表皮が剥脱する．分離菌株の約5%がこの毒素を産生する．

4 ▌ 毒素性ショック症候群

スーパー抗原である毒素性ショック症候群毒素-1（TSST-1）により，発熱，皮膚の発赤・発疹・剥脱，血圧低下が起こる．この毒素は分離菌株の5～15%が産生株である．

TSST-1：toxic shock syndrome toxin-1

b クロストリジウム（*Clostridium*）属

クロストリジウム属は，グラム陽性偏性嫌気性桿菌で芽胞を形成する．

1 ▌ ボツリヌス菌　*Clostridium botulinum*

ボツリヌス菌は，周鞭毛をもち，芽胞は菌体中央部に存在する．ボツリヌス症は，ボツリヌス毒素がヒトの体内に取り込まれる過程・状況に応じて，以下の型がある．

1)-1　ボツリヌス症

潜伏期の短い典型的な**毒素型食中毒**である．ボツリヌス菌に汚染されたソーセージや缶詰，レトルト食品で加熱不十分な場合に，菌は死滅しても，その芽胞が生き残り，嫌気状態で栄養型となり毒素を産生する．このような食品を摂取すると腸管で吸収されて嚥下困難や呼吸麻痺の**弛緩性麻痺**を起こす．ボツリヌス毒素は**易熱性**で80℃，30分で失活するため，食前加熱が有効である（**図3**）．

1)-2　乳児ボツリヌス症

ボツリヌス菌やその芽胞を1歳未満の乳児が摂取すると，腸管内で定着，増殖してボツリヌス症を発症する．とくに菌や芽胞に汚染されたハチミツが原因となり発症する例が多い．乳児ボツリヌス症では死亡に至ることもあり，乳児にハチミツを摂取させてはいけない（**図4**）．

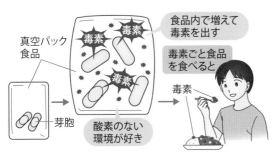

真空パック食品

食品内で増えて毒素を出す

毒素ごと食品を食べると

毒素

芽胞

酸素のない環境が好き

ボツリヌス菌の芽胞が，食品内で発芽・増殖し，ボツリヌス毒素を産生

ボツリヌス毒素に汚染された食品を摂取することで，ボツリヌス症を発症

図3 ボツリヌス症

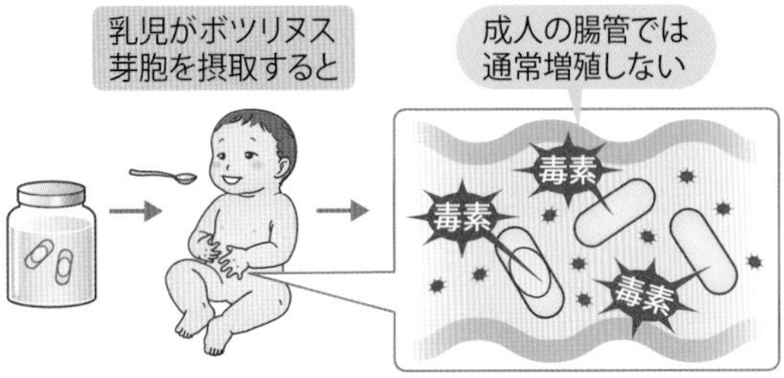

乳児がボツリヌス芽胞を摂取すると

成人の腸管では通常増殖しない

毒素

ハチミツにボツリヌス芽胞が混入することがある
ハチミツ内でボツリヌス菌が増殖することはない

乳児の腸内でボツリヌス菌の芽胞が発芽・増殖して乳児の腸内でボツリヌス毒素を産生

図4 乳児ボツリヌス症

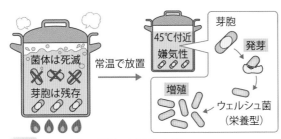

菌体は死滅
芽胞は残存

常温で放置

45℃付近
嫌気性

芽胞
発芽
増殖
ウェルシュ菌（栄養型）

図5 ウェルシュ菌による食中毒

1Ⅱ-3 その他

創傷部位がボツリヌス菌やその芽胞で汚染され局所で毒素を産生した場合に起こる創傷ボツリヌス症や，乳児ボツリヌス症と類似の症状が長期にわたり持続する成人腸管ボツリヌス症がある.

2 ウェルシュ菌 *Clostridium perfringens*

ウェルシュ菌は，鞭毛をもたない．土壌中に分布しており，細胞を破壊するα毒素を産生する．不潔な創傷感染で，筋肉内・皮下組織内の嫌気条件下でウェルシュ菌が増殖すると，毒素によって筋肉組織が広範囲に壊死とガス発生を引き起こす**ガス壊疽**となる．早期に壊死巣を広範囲に切除する必要がある.

ウェルシュ菌の一部は，腸管毒(エンテロトキシン)を産生し，汚染した食品の摂取で下痢を主症状とする食中毒を起こす．菌の感染後に腸管毒が産生されるので，感染型と毒素型の**中間(生体内毒素)型**に分類される．至適生育温度が45℃前後であり，深鍋で調理後に常温で放置したカレーやシチューは45℃前後で長時間嫌気状態になりがちなため，ウェルシュ菌による食中毒に注意が必要である(**図5**).

c バシラス(*Bacillus*)属

グラム陽性桿菌で，長い連鎖状の配列をなす．芽胞を形成し，土壌中に生息する．芽胞の死滅には121℃，15分の処理が必要である．バシラス属には，ヒトに対して

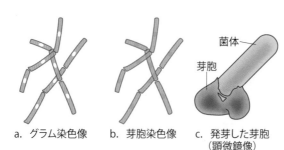

a. グラム染色像　　b. 芽胞染色像　　c. 発芽した芽胞
　　　　　　　　　　　　　　　　　　　　（顕微鏡像）

図6 炭疽菌

炭疽菌は長い連鎖をつくる（a，b）．芽胞はaのグラム染色像では染色が
わるく色が抜けて見え，bの芽胞染色像ではマラカイトグリーンによっ
て青緑色に染まって見える．cは芽胞から発芽した菌体．

病原性を発揮するセレウス菌，炭疽菌，発酵食品に利用される納豆菌が属する．

1┃セレウス菌　*Bacillus cereus*

　セレウス菌は，自然界に分布し，食中毒を起こす．**嘔吐毒（セレウリド）**と**下痢毒（エンテロトキシン）**の2種類の毒素を産生し，それぞれ嘔吐型，下痢型食中毒の起因菌となる．エンテロトキシンは易熱性であるが，セレウリドは120℃，15分の処理でも失活しない耐熱性であり，食中毒発生例の多くは**嘔吐型食中毒**である．

2┃炭疽菌　*Bacillus anthracis*

　炭疽は，人畜共通感染症である炭疽菌が傷口から感染して敗血症を起こし死亡する致命率の高い感染症である．感染経路により，創傷部から感染する**皮膚炭疽**，吸入による**肺炭疽**，食品から摂取する**腸炭疽**がある．

　病原因子（毒素）は，神経・心臓・血管の機能を障害する感染防御抗原，浮腫・致死の原因となる浮腫因子・致死因子の3種類がある．

　芽胞を形成して乾燥に強い（**図6**）．バイオテロとして利用される可能性があり，注意が必要である．

3┃枯草菌　*Bacillus subtilis*

　枯草菌は，グラム陽性桿菌で自然界に広く分布し，病原性はない．芽胞は抵抗性が強いため，滅菌の指標として利用される．納豆は，稲わらに付着した枯草菌の一種である納豆菌（*B. subtilis* var. *natto*）の芽胞を利用した大豆発酵食品である（6章**C** [2] **e** 参照）．

d　カンピロバクター（*Campylobacter*）属

　ビブリオ属から独立したカンピロバクター属は，ウシ・ブタ・ニワトリなど家畜の腸内細菌である．らせん状のグラム陰性桿菌である．カンピロバクター属とヘリコバクター属を代表とする桿菌で菌体が2〜3回ねじれた菌は，**らせん菌**と総称される．

　カンピロバクターは，酸素濃度が3〜15％でのみ増殖する**微好気性菌**である（**図7**）．家畜の腸内細菌であるカンピロバクター・ジェジュニ（*C. jejuni*）とカンピロバ

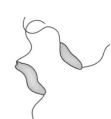

図7 カンピロバクター・ジェジュニ

クター・コリ（*C. coli*）がカンピロバクター腸炎を引き起こす．加熱不十分な鶏肉・豚肉，動物の糞便汚染水が感染源となる．とくに潜伏期が2～5日と長く，下痢・腹痛・発熱の症状がでる．

カンピロバクターは感染型食中毒の起因菌であり，ノロウイルス，アニサキスと並んで食中毒発生件数が多い．

e　大腸菌　*Escherichia coli*

ヒトや動物の腸管内常在細菌である大腸菌は，糞便の0.1%程度を占めている．グラム陰性通性嫌気性桿菌である．大腸菌の一部が，新たな遺伝子を獲得して病原性，とくに下痢を起こすようになった下痢原性大腸菌が出現し，腸管以外の感染もある．これらをまとめて**病原大腸菌**と呼ぶ．

1┃腸管出血性大腸菌（EHEC）

腸管出血性大腸菌は，家畜が保菌している場合があり，これらの糞便に汚染された食肉からの二次汚染により感染する．出血性の下痢を特徴とする．1982年にハンバーガーを原因とする出血性の下痢を特徴とした集団発生がアメリカで起こり，腸管出血性大腸菌O157:H7が分離された．その後も，牛肉およびその加工品，サラダ，白菜漬け，井戸水など多くの食材汚染から集団感染事例が報告されている．血清型O157:H7による食中毒がもっとも多い．2～7日間の潜伏期の後に，激しい腹痛を伴いながら，水溶性の下痢や血便を生じる．大腸の粘膜上皮に定着・増殖し，**ベロ毒素**を産生する．ベロ毒素は赤痢菌が産生する志賀毒素と構造が似ており，タンパク質合成を阻害することで，出血性大腸炎，溶血性尿毒症症候群（HUS），急性脳症を引き起こし，重症化すると死亡する（**図8**）．

EHEC：enterohemorrhagic *E. coli*

HUS：hemolytic-uremic syndrome

2┃その他の病原大腸菌（腸管出血性大腸菌以外）

病原大腸菌は，病原性から腸管出血性大腸菌を含め，6つに分類される．

①腸管病原性大腸菌（EPEC）：特定の毒素産生はなく，サルモネラ感染症様の水様性下痢を起こす．

②毒素原性大腸菌（ETEC）：コレラ様の水様性下痢を起こす．コレラ毒素に似た毒素と耐熱性の毒素を産生する．

EPEC：enteropathogenic *E. coli*

ETEC：enterotoxigenic *E. coli*

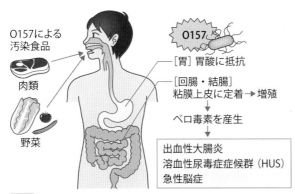

図8　腸管出血性大腸菌（EHEC）の感染経路

③腸管組織侵入性大腸菌（EIEC）：赤痢と同様の症状を呈する．赤痢菌よりも酸抵抗性が弱く，多量の菌感染が必要である．

④腸管出血性大腸菌（EHEC）：1▮参照．

⑤腸管凝集付着性大腸菌（EAggEC）：特殊な繊毛で小腸に定着して下痢を起こす．

⑥腸管外の感染：尿路感染症（膀胱炎，腎盂炎など）の約 80％は大腸菌による．新生児の髄膜炎を引き起こす大腸菌もある．

EIEC：enteroinvasive *E. coli*

EAggEC：enteroaggregative *E. coli*

f　サルモネラ（*Salmonella*）属

サルモネラ属菌は，周鞭毛をもち，運動性があるグラム陰性通性嫌気性桿菌である．哺乳類や鳥類の腸管に生息する．O 抗原の違いから多くの血清型に分かれ，ヒトに対する病原性は血清型により異なる．

1▮サルモネラ菌　Salmonella Enteritidis [2]

食中毒を起こすサルモネラ菌は，感染動物の肉，乳，卵が感染源となる．とくにニワトリの卵による食中毒が多い．腸管上皮細胞に感染して胃腸炎を起こす．発熱・腹痛・下痢・嘔吐と水様性の下痢が主症状であり，1～2 日で治まる．

2▮腸チフス菌（Salmonella Typhi）[2] とパラチフス A 菌（Salmonella Paratyphi A）[2]

全身性のチフス様疾患を起こす**腸チフス菌**と**パラチフス A 菌**は，患者の便や汚染食品から経口感染する．小腸粘膜から侵入し，リンパ節で増殖する．リンパ管から血液中に入り，全身倦怠感・食欲不振を経て悪寒・発熱をきたす．重症の場合は昏睡状態となる．

[2] サルモネラ属菌は，種ではなく亜種のため立体活字で表記した．

g　ビブリオ（*Vibrio*）属

やや湾曲したグラム陰性通性嫌気性桿菌で，鞭毛をもち運動性がある．海水中に生息し，**好塩性**である．

1▮コレラ菌　*Vibrio cholerae*

コレラ菌は，海水と淡水が混じりあう海泥中に生息し，単鞭毛をもち活発に運動する（**図 9**）．コレラ毒素を産生する．エビなどの食材や飲料水が汚染されているとヒトに感染して下痢を起こし，**感染型食中毒**である**コレラ**を発症する．便は**米のとぎ汁様**と形容され，下痢便は 1 日数十リットルにおよぶ．脱水症状を呈し，

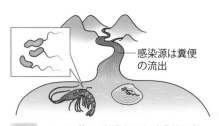

図9　コレラ菌の生息場所（感染源）

塩分を好むコレラ菌は，河川が海に注ぐ河口に生息しているエビや貝に生息している．

感染源は糞便の流出

塩分が好き（海産魚介類）
真水に弱い
夏に多い（20℃で急速に増殖）
まな板の傷は隠れ場所（二次汚染）

図10　腸炎ビブリオ菌

コレラ顔貌といわれる．治療には水分・電解質の補給が必要である．

2▎腸炎ビブリオ菌　*Vibrio parahaemolyticus*

　腸炎ビブリオ菌は，好塩性で真水に弱く，増殖速度が速い．単鞭毛とやや細い多数の周鞭毛をもち（**図10**），海産魚介類の生食から**感染型食中毒**を起こす．腹痛・下痢・嘔吐が主症状である．症状は数日で軽快し，便も2～3日で正常に戻る．

3▎ナグビブリオ菌　non-agglutinable *Vibrio cholerae*

　コレラ毒素産生性の血清型O1とO139以外の血清型であるコレラ菌とビブリオ・ミミクス（*V. mimicus*）をナグビブリオ菌と総称する．コレラ菌の抗血清に凝集しない（non-agglutinable）菌群である．

　コレラ菌同様に海泥中に生息し，魚介類から感染して下痢・腹痛を起こし，水溶性の便が出る．

h　赤痢菌（*Shigella*）属

　赤痢菌は，大腸菌と近縁であり遺伝学的な鑑別はむずかしいグラム陰性通性嫌気性桿菌である．学名の*Shigella*は発見者の志賀潔にちなんで名付けられた．赤痢菌属には4つの亜群があり，A亜群は志賀赤痢菌とも呼ばれ，外毒素である**志賀毒素（シガトキシン）**を産生する．赤痢菌属は，ヒトとサルを自然宿主としてその腸内に生息する．**赤痢**は，患者の便や汚染食品，水から赤痢菌が経口感染し，下痢，発熱を主症状とする疾患である．しぶり腹を伴う粘血便がみられる（**図11**）．小児では中枢神経症状を伴い**疫痢**となる．現在，日本国内での感染事例はきわめて少なく，多くが輸入感染症である．

i　腸炎エルシニア　*Yersinia enterocolitica*

　腸炎エルシニアは，グラム陰性通性嫌気性桿菌で，下痢などの食中毒起因菌である．ブタなどの家畜や野生動物の腸管に生息し，ハム，ソーセージや乳が感染源となる．4℃の低温でも増殖可能で，汚染食品の冷蔵保存も安全とはいえない．主症状は腹痛で，とくに右下腹部痛と嘔気・嘔吐から虫垂炎症状を呈する割合が高い．

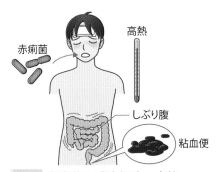

図11　赤痢菌の感染経路と症状

j　リステリア菌　*Listeria monocytogenes*

　リステリア菌は，グラム陽性桿菌で，自然界に広く分布し，家畜の腸管に生息する．人畜共通感染症であり，乳・チーズなどの乳製品から感染して感染型食中毒を起こす．4℃以下の低温，12%食塩濃度下で増殖できることが特徴である．冷蔵保存した乳製品にも注意が必要である．経口感染したリステリア菌は，腸管から肝臓に侵入して増殖する細胞内寄生性細菌である（**図12**）．

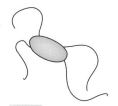

図12 リステリア菌
32℃以下で培養すると4本の周鞭毛が形成される．

2　ウイルス

a　ノロウイルス　*Norovirus*

　RNAウイルスであるノロウイルスは，カキなどの二枚貝を原因とする食中毒起因ウイルスである．感染者の糞便や嘔吐物を介して経口感染する場合もある（**図13**）．極少量のウイルスを摂取することで感染が成立するため二次感染に注意が必要である．ノロウイルスによる集団感染は散発的に発生している．急性胃腸炎を引き起こし，主な症状は，嘔吐・下痢・発熱である．通常，2～4日で自然軽快し，予後は良好である．85℃，1分の加熱で死滅する．

b　肝炎ウイルス　Hepatitis virus

　肝臓が炎症を起こし機能障害の状態になることを**肝炎**という．ウイルス性肝炎は肝炎の原因がウイルスによるものである．肝細胞を標的に感染するウイルスを**肝炎ウイルス**と呼ぶ．核酸の種類（DNAウイルス，RNAウイルス）による分類ではなく，臓器親和性による分類である．

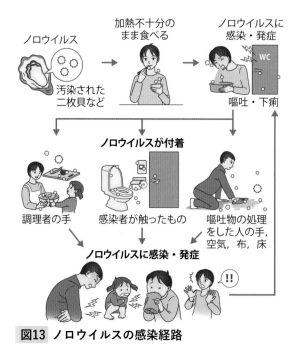

図13 ノロウイルスの感染経路

表1　ウイルス性肝炎の比較

型	ウイルス核酸	感染経路	肝炎	肝がんとの関連	ワクチン予防	感染症法
A型	RNA	経口	急性	なし	あり	4類感染症
B型	DNA	血液	(急性)・慢性	あり	あり	5類感染症
C型	RNA	血液	(急性)・慢性	あり	なし	5類感染症
D型	RNA	血液	(急性)・慢性	なし	あり	5類感染症
E型	RNA	経口	急性	なし	なし	4類感染症

　ウイルス性肝炎は少なくとも，A～E型の5種類がある．A型・E型ウイルスは経口感染して急性肝炎を起こす．B型・C型・D型ウイルスは，血液感染して持続感染となり，慢性肝炎を起こし肝硬変，肝がんの原因となる（**表1**）．

1┃A型肝炎ウイルス　Hepatitis A virus

　RNAウイルスであるA型肝炎ウイルスは，経口感染して腸管上皮細胞から血液を介して肝臓に到達し，便から排泄される．生水や野菜などに付着しており，不衛生な状況で摂取することで食中毒を発生する．A型肝炎の症状は，一過性の炎症で終わる急性肝炎であるが，稀に劇症肝炎となり重篤化する．潜伏期は，1ヵ月程度で長い．食欲不振，吐き気，嘔吐，腹痛，気分不快，発熱，頭痛などの初期症状が，1～2週間程度持続した後に，肝炎により特徴的な黄疸の症状が出現する．

　A型肝炎の流行は衛生状態を反映している．不活化ワクチンが利用可能である．

2┃B型肝炎ウイルス　Hepatitis B virus

　DNAウイルスであるB型肝炎ウイルスは，血液を介して，輸血などの医療行為や針刺し事故，入れ墨などで感染する．また，感染妊婦からの母子感染，性感染もある．

　出生時や幼少期での感染は持続感染となるが，約90%は肝機能が正常な無症候性キャリアとなる．約10%は慢性肝炎を起こし，一部は肝硬変，肝がんへと進行する．

　ウイルス粒子の表面はHBs抗原で覆われ，HBs抗原を用いたサブユニットワクチンが利用可能であり，2016年10月1日より定期接種に組み込まれている（付表2参照）．

3┃C型肝炎ウイルス　Hepatitis C virus

　RNAウイルスであるC型肝炎ウイルスは，B型肝炎ウイルスと同様に血液を介して感染する．B型肝炎ウイルスと異なり成人期の感染でも，約70%が持続感染となる．感染2～16週間後に急性肝炎を一過性に起こすこともあるが，ほとんどが肝炎を発症し，70～80%が慢性肝炎となる．慢性肝炎の状態が長く続くと，一部の患者は肝硬変，肝がんを発症する．利用可能なワクチンはない．

4┃D型肝炎ウイルス　Hepatitis D virus

　RNAウイルスで特定の科には分類されず，単独での増殖に必要な遺伝子をもっ

ていない不完全ウイルスである．B型肝炎ウイルスと同時に感染することで増殖可能となる．主に血液を介して感染する．

5 ▌E型肝炎ウイルス　Hepatitis E virus

RNAウイルスであるE型肝炎ウイルスは，A型肝炎ウイルス同様，肝臓で増殖して，胆汁と一緒に腸管に放出され，便から排泄される．感染経路は汚染された生水やブタ，シカの生肉で，加熱不十分なこれらの肉や内臓の摂取による．

3 　寄生虫(厳密には微生物の範疇ではない)

a　アニサキス　*Anisakis*

アニサキスの成虫は，終宿主のイルカ，クジラなどの海洋哺乳類の胃壁に寄生する．ヒトへの感染は，幼虫が寄生しているスケトウダラ，サクラマス，マダラ，ニシン，マアジ，ヒラサバ，スルメイカなどの生食による(**図14**)．終宿主でないヒトの体内では成虫になれず，幼虫のまま移行してヒトの胃や腸壁に侵入し，8時間以内に激しい腹痛を生じる．吐き気，嘔吐，蕁麻疹などの症状を伴う場合もある．治療は，内視鏡を用いて虫体を摘出する．アニサキスの幼虫は60℃で数秒，あるいは－20℃で数時間の処置で死滅するので，厚生労働省は寄生のおそれのあるものは－20℃以下で24時間以上冷凍することを指導している．

b　クドア　*Kudoa septempunctata*

クドアは，ヒラメに寄生するクドア属の寄生虫(粘液胞子虫)の一種で，ヒラメの筋肉中に寄生する．クドアによる食中毒は，生食用ヒラメに関連するものが多く，食後数時間で一過性の嘔吐や下痢を起こし，軽症で終わる．

クドアは，－20℃で4時間以上の冷凍，または，中心温度75℃で5分以上の加熱で病原性が失われる．

c　サルコシスティス・フェアリー　*Sarcocystis fayeri*

サルコシスティス・フェアリーは，ウマを中間宿主，イヌを終宿主とする寄生虫である．イヌが感染すると糞便中にスポロシストを排出する．ウマは，その糞

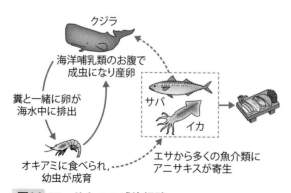

図14　アニサキスの感染経路

便に汚染された飼料や水を介して感染し，筋肉中にシストが形成される．ウマに寄生したサルコシスティス・フェアリーが生食用ウマ肉からヒトに感染し，食後数時間で一過性の嘔吐や下痢を発症するが，軽症で終わる．サルコシスティス・フェアリーによる食中毒は，ウマ肉を冷凍処理すると防ぐことができる．

B 感染症法に準じた主な病原微生物

学習のポイント

- ワクチンで予防できる代表的な感染症として，ジフテリア，破傷風，百日咳，ポリオ，麻疹，風疹がある．
- 病原性があり注意が必要な感染症として，結核，レジオネラ菌感染症，化膿レンサ球菌感染症，ヘリコバクター感染症，COVID-19，インフルエンザ，AIDS がある．
- 性感染症として，梅毒，淋病，性器クラミジアがある．
- 致命率の高い感染症として，ペスト，ウイルス性出血熱がある．

1 細 菌

a ペスト菌 *Yersinia pestis*

ペスト菌は，グラム陰性通性嫌気性桿菌で，ネズミやリスなどのげっ歯類に感染している．感染動物を吸血したノミに刺されることで経皮感染する．感染後に所属リンパ節が腫脹する疼痛を伴った**腺ペスト**となる．リンパ節で菌が増殖して血流に入り肺で増殖するのが**肺ペスト**である（**図15**）．肺ペストの患者はエアロゾルとして菌をまき散らすので，それを吸入したヒトからヒトへ水平伝播する．ペスト菌が全身に拡がって，発熱，悪寒，腹痛，出血をきたして敗血症性ショックで死に至る．ペストは中世ヨーロッパで歴史的大流行があり，約5,000万人が亡くなったとされている．肺ペストにかかりチアノーゼ[3]を起こすため黒死病と呼ばれた．

[3] チアノーゼ　血液中の酸素が不足して酸素と結合していない還元ヘモグロビンが増加する．唇や指先などの皮膚や粘膜が青紫色に変化した状態．

b ジフテリア菌 *Corynebacterium diphtheriae*

ジフテリア菌は，グラム陽性桿菌で放線菌に分類され，先端が膨れた棍棒状の形態を示す．自然界に広く分布し，ヒトの気道粘膜にも常在している．経気道感染し，扁桃に灰白色の**偽膜**を形成する（**図16**）．偽膜内部で増殖した菌が産生した**ジフテリア毒素**が血中に入る．毒素親和性は神経細胞や心筋に強く，心臓麻痺や運動麻痺を起こす．治療は，あらかじめジフテリア毒素をウマに免疫して得られた抗体で毒素を中和する**抗毒素血清療法**が行われる．

ワクチンが有効で，4種混合ワクチン DPT-IPV（ジフテリア，百日咳，破傷風，ポリオ）としてジフテリア毒素の**トキソイドワクチン**を定期接種する．

DPT-IPV：diphtheria pertussis tetanus inactivated polio vaccine

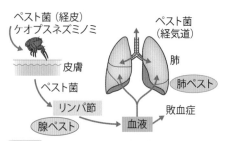

図15 ペスト菌の感染経路

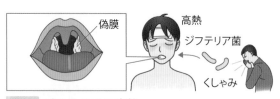

図16 ジフテリアの症状

咽頭に白い偽膜がみられることが特徴的.

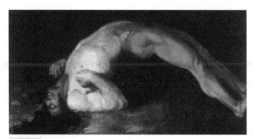

図18 後弓反張

c 破傷風菌 *Clostridium tetani*

破傷風菌は，グラム陽性偏性嫌気性桿菌で芽胞を形成する．土壌中に広く分布し，周鞭毛をもち活発に運動する．芽胞は菌体の一端にあり，太鼓のばちのような形をしている（**図 17**）．創傷から体内に入り，創傷部位の虚血・壊死による酸素欠乏で嫌気条件が整うと芽胞から栄養型になり，毒性の強い**破傷風毒素**（**テタノスパスミン**）を産生する．破傷風毒素は脊髄に達し，痙性麻痺を起こす．咀嚼筋の硬直により**開口障害**，嚥下障害が生じ，下行して下半身の骨格筋のけいれんから**後弓反張**を起こす（**図 18**）．

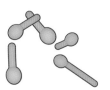

図17 破傷風菌

中毒症状を生じた患者には，受動免疫として抗破傷風ヒト免疫グロブリンを投与する抗毒素血清療法を行う．予防は，破傷風毒素の**トキソイドワクチン**の接種が有効で，4 種混合ワクチン DPT–IPV を定期接種する．

d ディフィシル菌 *Clostridioides difficile*

ディフィシル菌は，グラム陽性偏性嫌気性桿菌で芽胞を形成する．**偽膜性大腸炎**の起因菌である．抗生物質の長期投与で腸内細菌叢の構成が変化し，少数生息のディフィシル菌などが増殖する**菌交代現象**が起こる．ディフィシル菌による偽膜性大腸炎は代表的な**菌交代症**の 1 つである．

e 百日咳菌 *Bordetella pertussis*

百日咳菌は，グラム陰性の短桿菌であり，ヒトからの飛沫感染により気道粘膜の上皮細胞に付着・増殖する．百日咳毒素を産生して**百日咳**を起こす．潜伏期を経て

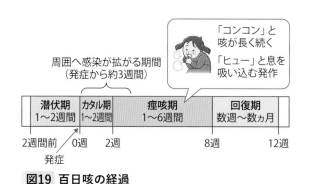

図19 百日咳の経過

軽度の鼻炎, くしゃみが 1～2 週間続くカタル期, 長く苦しい吸気に続いて笛声音という特徴ある発作性の咳が 1～6 週間続く痙咳期, 数週～数ヵ月の経過で回復していく回復期からなる(**図 19**).

　ワクチンが有効で, 百日咳ワクチンを 4 種混合ワクチン DPT-IPV として定期接種する.

f 緑膿菌 *Pseudomonas aeruginosa*

　緑膿菌は, シュードモナス属に属し, 単鞭毛をもつグラム陰性好気性桿菌である. 緑色の色素を産生することから緑膿菌と呼ばれるが, 茶色色素を産生するメラニン株もみつかっている. 淡水や土壌に生息する環境菌で, ヒトの皮膚や消化管内にも生息している. 洗面所や台所, 花瓶など身近に存在する細菌である.

　抵抗性の低下した易感染性宿主の呼吸器・消化器に日和見感染する. 多くの抗生物質に自然耐性を示し, 多剤耐性緑膿菌の出現が問題視されている.

g 鼻疽菌 *Burkholderia mallei*・類鼻疽菌 *Burkholderia pseudomallei*

　バークホルデリア属は, シュードモナス属から分かれて新属として提唱された. バークホルデリア属菌には, 人畜共通感染症の**鼻疽**, **類鼻疽**を引き起こす起因菌がある. 鼻疽菌は, ウマ・ラバ・ロバに自然感染して鼻疽を引き起こす. ヒトでは, 経皮感染で膿疱, 鼻粘膜感染で鼻漏を起こし, リンパ節腫脹をきたす. 類鼻疽菌は, 鞭毛をもち運動性があり, ヒトに皮膚の傷や呼吸器から感染して敗血症に進展すると予後がわるい. バークホルデリア属には植物に病原性を示すセパシア菌(*B. cepacia*)がある. 消毒剤に強い抵抗性があり, ヒトに日和見感染を起こす.

h ブルセラ・メリテンシス *Brucella melitensis*

　ブルセラ・メリテンシスは, ヤギ・ウシ・ブタなどの家畜に感染して流産を起こさせる菌で, ヒトに創傷部位や粘膜から感染してリンパ節で増殖して波状熱を起こす. **ブルセラ症**と呼ばれ, 人畜共通感染症の 1 つである.

i 抗酸菌　acid-fast bacterium

チール液（石炭酸フクシン液）で一度赤く加温染色されると，酸で脱色されにくい性質を**抗酸性**という．**抗酸性染色**（チールニールゼン染色）で赤色を呈する細菌群が**抗酸菌**で（**図 20**），結核菌群，非結核性抗酸菌，らい菌に大別される．近縁である放線菌も抗酸性を有する．

天然では稀な長鎖分枝脂肪酸であるミコール酸を多量に含んだ細胞壁を有し，脂質成分に富むことが特徴である．

1 ▌結核菌　*Mycobacterium tuberculosis*

結核菌は，ヒトに**結核**（tuberculosis）を起こすヒト型結核菌のことをいう．グラム陽性桿菌で抗酸性を示す**細胞内寄生性細菌**である．生育速度が非常に遅くコロニー形成に 37℃培養で 3～4 週間必要である（**図 21**）．

ヒトの結核は 90％以上が飛沫感染・空気感染による肺結核である．肺に肉芽腫炎症病変や空洞化，乾酪壊死の病変が見られる．全身に拡がると粟粒結核となる．患者喀痰中の結核菌を顕微鏡下で測定する**ガフキー号数**（0～10 号）は，1＋～3＋の簡便な記載法に改められた（**表 2**）．また，精製ツベルクリン（PPD，結核菌タンパク質画分）を皮内注射して 48 時間後の発赤径を計測する**ツベルクリン反応**は，細胞性免疫の強さを検知する代表的な**遅延型過敏（Ⅳ型アレルギー）反応**である．結核の治療は，多剤併用療法が行われ，通常 6～9ヵ月と長期化する．服薬を直接確認する**直接監視下短期化学療法**（DOTS）を取り入れ，再発や薬剤耐性菌の出現を防止する．

唯一の結核ワクチンとして **BCG ワクチン**が接種される．BCG 菌（*M. bovis* BCG）[4] はウシ型結核菌（*M. bovis*）を継代培養することで弱毒化したものである．

2 ▌結核菌以外の抗酸菌

非結核性抗酸菌（NTM）は，結核菌群を除く培養可能な抗酸菌で，土壌，水など環境に生息する．ヒトに結核類似の病変を起こす難治性の呼吸器感染症である．病原性は弱く，日和見感染する．

PPD：purified protein derivative

DOTS：directly observed treatment, short course

[4] BCG 菌　BCG（Bacille de Calmette et Guérin）菌はフランスのカルメット（A. Calmette, 1863～1933）とゲラン（C. Guérin, 1872～1961）が 1908 年にウシから分離したウシ型結核菌を 13 年間，230 代継代することでほとんど毒力を失っているが，免疫原性を有している生菌である．

NTM：non-tuberculous mycobacteria

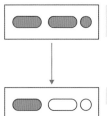

チール液（石炭酸フクシン液）で加温染色
赤色に染まる．染色されにくい抗酸菌も，加温することによりよく染まる．

水洗後3％塩酸アルコールで脱色
抗酸菌以外の菌は酸＋エタノールにより脱色される．抗酸菌は一度染色されると酸によって脱色されにくい（抗酸性）．

メチレンブルー液で染色
抗酸菌以外の菌は青色に染色される．

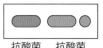

抗酸菌　抗酸菌以外の菌

図20 抗酸性染色（**チールニールゼン染色**）

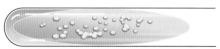

図21 小川培地に生育した結核菌のコロニー
抗酸菌以外の生育を抑えるためにマラカイトグリーンという色素が入っているので，緑色をしている．

表2 ガフキー号数

ガフキー号数(拡大500倍)	検出菌数		簡便な記載法
0	全視野に	0	陰性 (−)
1 2	全視野に 数視野に	1〜4 1	少数 (1+)
3 4 5 6	1視野平均 〃 〃 〃	1 2〜3 4〜6 7〜12	中等数 (2+)
7 8 9 10	〃(やや多数) 〃(多数) 〃(はなはだ多数) 〃(無数)	13〜25 26〜50 51〜100 101以上	多数 (3+)

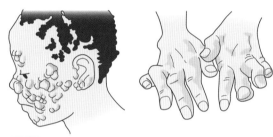

図22 ハンセン病患者

新規患者数はインド，ブラジルが多い．

　らい菌(*M. leprae*)は人工培地で培養不能な抗酸菌であり，ヒトに**ハンセン病**を起こす(**図22**)．至適生育温度が 30〜33℃前後で，皮膚，末梢神経，上気道粘膜などの体表部に好発する．ハンセン病は，過去に患者の人権を無視した隔離政策がとられ，患者は強い偏見や差別を受けたという歴史がある．

j　レジオネラ菌　*Legionella pneumophila*

　レジオネラ菌は，自然界では淡水や土壌中に生息するグラム陰性好気性桿菌で，単鞭毛をもつ．経気道感染して肺炎を起こすレジオネラ菌は肺炎型と症状の軽いポ

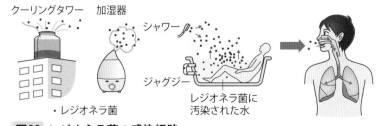

図23 レジオネラ菌の感染経路

ンティアック熱型がある．レジオネラ菌を含んだ循環ろ過式の入浴施設やクーラーの冷却塔からのエアロゾル吸入を感染源として，レジオネラ肺炎の集団感染が発生して多数の死者も出ている（**図23**）．感染早期から尿中に排泄されるレジオネラ抗原の検出が診断に利用される．

k レンサ球菌（*Streptococcus*）属

レンサ球菌は，グラム陽性球菌で個々の球菌が規則正しく連鎖状に配列する（**図24**）．ブドウ球菌と対比してレンサ球菌という．ヒトや動物の口腔，咽頭に常在する．血液寒天培地でコロニー周囲に溶血環ができ，その溶血性からα溶血，β溶血がある（**表3**）．

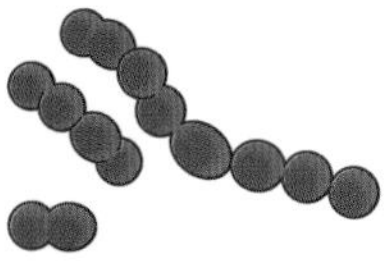

図24 レンサ球菌

1 化膿レンサ球菌 *Streptococcus pyogenes*

レンサ球菌属による感染症の90％以上を占める．病原因子として溶血毒（ストレプトリジンOとストレプトリジンS），スーパー抗原である発熱性毒素などを産生する．病原性が強く，急性咽頭炎・急性扁桃炎（飛沫感染），膿痂疹（経皮感染），全身に赤い発疹が出現する猩紅熱を起こす．劇症型A群レンサ球菌感染症は，突発的に発症し，敗血症性ショック状態になり，多臓器不全を起こす．死亡率がきわめて高く，「**人食いバクテリア**」と呼ばれた．

2 その他のレンサ球菌属

ストレプトコッカス・アガラクティエ（*S. agalactiae*）は，ヒトの消化管内，膣に常在する．B群レンサ球菌とも呼ばれる．妊婦の保有で新生児が産道感染し，肺炎・敗血症・髄膜炎を引き起こす．母子感染予防のため，妊婦の膣内保有検査を義務付けている．肺炎レンサ球菌（*S. pneumoniae*）は，肺炎，敗血症，髄膜炎などの起因菌で，厚い莢膜をもつ．口腔レンサ球菌は，口腔内でもっとも優勢な常在菌で，ミュータンス菌（*S. mutans*）は歯垢（プラーク）形成の起因菌である．

l 梅毒トレポネーマ *Treponema pallidum* subsp. *pallidum*

梅毒トレポネーマは，8〜14個のらせんが屈曲しながら回転運動する．熱や乾燥への抵抗性は弱い．**梅毒**（syphilis）の病原体で性交の際に小さな傷から侵入感染する．梅毒は，第1期（感染後3ヵ月まで）に感染部位の病変として**硬性下疳**を示す．

表3 レンサ球菌属の分類（一部のみ）

菌名	由来	感染症	溶血型	抗原型[*]
S. pyogenes（化膿レンサ球菌）	ヒト	化膿性炎症，全身性疾患	β	A
S. agalactiae（B群レンサ球菌）	ウシ・ヒト	新生児髄膜炎・ウシ乳房炎	β	B
S. pneumoniae（肺炎レンサ球菌）	ヒト	上気道炎・肺炎	α	−
S. mitis（口腔レンサ球菌）	ヒト	心内膜炎	α	K
S. sanguinis（口腔レンサ球菌）	ヒト	心内膜炎	α	H
S. mutans（ミュータンス菌）	ヒト	齲歯	−	

[*]ランスフィールドによる分類

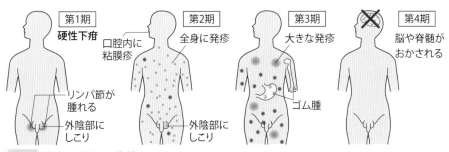

第1期	第2期	第3期	第4期
硬性下疳	全身に発疹	大きな発疹	脳や脊髄がおかされる
口腔内に粘膜疹		ゴム腫	
リンパ節が腫れる			
外陰部にしこり	外陰部にしこり		

図25 梅毒の経過と症状

第2期(3ヵ月～3年)に皮膚・粘膜の発疹が出る．この時期の皮膚病変はきわめて特徴的で確定診断が容易になる．第3期(3～10年)に皮膚・粘膜・骨・肝臓に潰瘍や**ゴム腫**が現れる．第4期(10年以降～)には中枢神経がおかされ，脊髄癆，進行性麻痺，大動脈瘤が起こる(**図25**)．

妊婦が感染すると経胎盤感染し，胎児の多くは死産となるが，出生すると先天梅毒となり，第2期以後の経過をたどる．

梅毒トレポネーマは人工培養できないため，診断には，早期に陽性化する抗原非特異的な梅毒血清反応と，陽性化が遅れるが偽陽性がなく治癒後も陽性である特異抗原によるトレポネーマ抗原検査を組み合わせて患者血清の抗体検査を行う．治療にはペニシリンの筋肉内注射が有効である．

m ナイセリア(*Neisseria*)属

ナイセリア属は，グラム陰性の双球菌である(**図26**)．

1 淋菌 *Neisseria gonorrhoeae*

淋菌は，温度(低温，高温)，乾燥など，環境中での抵抗性が弱い．性行為による直接接触で性感染症の**淋病**を起こす．排膿を伴い，男性は急性尿道炎，女性は尿道炎・膣炎・子宮頸管炎を引き起こす．また，経産道感染による新生児膿漏眼(化膿性結膜炎)を引き起こすため，新生児に抗生物質を点眼して予防する．

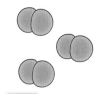

図26 ナイセリア属菌(双球菌)

2 髄膜炎菌 *Neisseria meningitidis*

髄膜炎菌は莢膜をもつ．健常人の5～15%が鼻咽腔に保有し，粘膜下から血管に入り菌血症を起こし，髄膜に到達することがある．流行性の髄膜炎を引き起こす．

n クラミジア(*Chlamydia*)属・クラミドフィラ(*Chlamydophila*)属

クラミジア科は，クラミジア属とクラミドフィラ属の2つに分類され，偏性細胞内寄生性細菌である．封入体を形成し，他の微生物と異なる細胞内での増殖様式をもっている．細胞壁をもち二分裂で増殖する細菌としての性質を有する．

1 トラコーマクラミジア *Chlamydia trachomatis*

トラコーマクラミジアは，ヒトの眼，泌尿器・生殖器の粘膜に感染する．患者の眼から手やタオルを介して，感染性の慢性角結膜炎を起こす．新生児の経産道感染もある．性感染症の中では，現在性器クラミジア感染症がもっとも多い．症

状が軽く，気付かないうちに性交相手に感染させることになる．治療を怠ると，男性は精巣上体炎・前立腺炎，女性は不妊や子宮外妊娠の原因となる．妊婦が感染すると出産時に新生児が感染して肺炎を引き起こす．

2 ┃ 肺炎クラミジア *Chlamydophila pneumoniae*[5]

ヒトにクラミジア肺炎を引き起こす．全肺炎の5～10%を占める．成人の抗体保有率は60%を超える．

3 ┃ オウム病クラミジア *Chlamydophila psittaci*[5]

オウム，インコ類などの鳥に広く感染し，肝臓や脾臓で増殖する．感染鳥の排泄物がヒトに吸入感染することで肺炎（**オウム病**）などの気道感染症を引き起こす．

[5] 2010年に肺炎クラミジア，オウム病クラミジアはクラミジア属からクラミドフィラ属に再編されたが，2017年にクラミジア属に戻すべきというコンセンサスが得られている．

o ピロリ菌 *Helicobacter pylori*

胃は胃酸のために酸性環境であり，常在細菌は生存しないと考えられていた．1983年に胃炎の患者の胃粘膜から，らせん状のグラム陰性微好気性桿菌であるピロリ菌（ヘリコバクター・ピロリ）が分離された（**図27**）．ピロリ菌は尿素を分解するウレアーゼを産生し，尿素分解でできたアンモニアは局所的に胃酸を中和してピロリ菌の定着を可能にしている．ヒトの胃粘膜に生息し，成人の70～80%が感染している．胃潰瘍・十二指腸潰瘍を起こし，胃がんに進行すると考えられている．除菌を行うことで，胃炎や胃潰瘍を予防する．

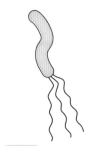

図27 ピロリ菌

p ヘモフィラス（*Haemophilus*）属

1 ┃ インフルエンザ菌 *Haemophilus influenzae*

インフルエンザ菌はグラム陰性好気性桿菌で，1980年のインフルエンザ大流行の際に患者の多くから分離され，当時は起因菌と考えられ名付けられた．現在はインフルエンザウイルスが起因ウイルスであることがわかっている．健常人の鼻咽頭に生息する常在細菌である．莢膜抗原によりa～fの型別に分類され，インフルエンザ菌b型のことをヒブ（Hib）と呼ぶ．もっとも病原性が強く，乳幼児に髄膜炎を起こす．Hibワクチンが定期接種に追加され，Hib感染症は激減している．

Hib：*H. influenzae* type b

2 ┃ 軟性下疳菌 *Haemophilus ducreyi*

軟性下疳菌は，接触感染する性感染症の起因菌である．外陰部・亀頭包皮に腫脹・発赤・膿疱・潰瘍が発生する．炎症部は，梅毒の硬性下疳と対比して軟らかいことから**軟性下疳**と呼ぶ．

q モラクセラ・カタラリス *Moraxella catarrhalis*

モラクセラ・カタラリスはグラム陰性好気性桿菌で，上気道の常在細菌である．中耳炎，副鼻腔炎の起因菌となる．肺炎を引き起こす呼吸器感染症の代表菌である．洗濯物の部屋干しの際に発生する生乾き臭である4-メチル-3-ヘキセン酸を産生する生乾き臭の起因菌としても注目されている．

r エロモナス（*Aeromonas*）属

淡水中の常在菌で，淡水魚の病原菌である．経皮感染でガス壊疽様の蜂巣炎を皮

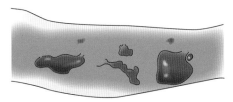

表4　主な乳酸桿菌

ホモ乳酸発酵菌	ヘテロ乳酸発酵菌	デーデルライン桿菌
ブルガリクス菌 カゼイ菌 プランタルム菌 アシドフィルス菌 サリバリウス菌	ファーメンタム菌 ブレービス菌 ブフネリ菌	ファーメンタム菌 アシドフィルス菌 サリバリウス菌

図28　ビブリオ・バルニフィカスに感染した下肢

下組織などに広範に生じる急性化膿性炎症，経口感染で下痢症を起こす．

s　ビブリオ・バルニフィカス　*Vibrio vulnificus*

海水中に生息し，汚染された魚介類の摂取や皮膚の創傷などから感染する．汚染した海産魚介類の摂取で経口感染した場合は肝機能障害を，傷口から侵入する経皮感染の場合は化膿や蜂巣炎を起こす（**図28**）．

t　乳酸桿菌（ラクトバシラス[*Lactobacillus*]）属

グラム陽性通性嫌気性桿菌である．グルコースを発酵することで酸，とくに乳酸を産生する．乳酸だけを産生する**ホモ乳酸発酵菌**と乳酸以外の酸やアルコールも産生する**ヘテロ乳酸発酵菌**がある（**表4**）．ヒトの口腔内，腸内に寄生している．ホモ乳酸発酵菌のブルガリクス菌（*L. delbrueckii* subsp. *bulgaricus*）など，発酵食品のヨーグルトやチーズの製造に用いられる．

u　ビフィズス菌　*Bifidobacterium bifidum* [6]

ビフィズス菌は，グラム陽性桿菌で分枝形成してY字形をしている．乳酸菌とは違い，乳酸以外に酢酸を産生する．大腸に局在する偏性嫌気性菌である（**表5**）．母乳栄養児では，糞便中のビフィズス菌が全体の90%以上を占め，腸管内の酸性度を高め外界からの病原菌の侵入を防ぐ．

[6] ビフィズス菌　現在までに約30種類が分離されている．再分類により *B. bifidum* とまとめられており，ビフィズス菌を代表する基準種である．

コラム　デーデルライン桿菌

健康な成人女性の膣内に生息する乳酸菌は，膣内上皮のグリコーゲンを分解して乳酸を産生することで膣内が酸性に保たれる．外界からの病原菌の侵入を防ぎ，自浄作用を担う一群の乳酸桿菌をデーデルライン桿菌という．

v　マイコプラズマ（*Mycoplasma*）属

マイコプラズマ属とその類縁細菌は細胞壁をもたない特殊な細菌で**多形態**である．自然界に広く分布しヒトにおいても常在細菌として粘膜のいたるところに生息している．肺炎マイコプラズマ（*M. pneumoniae*）はマイコプラズマ肺炎の起因菌である．

表5 ビフィズス菌と乳酸菌の違い

	ビフィズス菌	乳酸菌
菌の形	棒状・棍棒状・分枝した棒状 ビフィズス菌	球状・棒状 乳酸球菌　乳酸桿菌
生息場所	主にヒトや動物の大腸内	土壌や植物 ヒトや動物の腸内 乳製品や漬物などの発酵食品
酸素に対する性質	酸素があると生育できない （偏性嫌気性）	酸素があっても生育できる （通性嫌気性）
ヒトの大腸内での菌数	1兆〜10兆（10^{12}〜10^{13}）個	1億〜1,000億（10^{8}〜10^{11}）個
ヒトの大腸内でのビフィズス菌と乳酸菌*の割合	99.9%	0.1%
主な代謝産物	乳酸＋酢酸	乳酸

*乳酸菌の代表であるラクトバシラス属菌に限定した場合.

2 真　菌

a 深在性真菌症

1 カンジダ・アルビカンス　*Candida albicans*

　カンジダ属による真菌症を**カンジダ症**と総称する．健常人の口腔・消化管・膣に常在するカンジダ・アルビカンスが主である．免疫能が低下した宿主に日和見感染する．菌交代症の代表でもある．酵母様真菌で分生子または仮性菌糸が見られる（**図29**）．

2 クリプトコッカス・ネオフォルマンス　*Cryptococcus neoformans*

　クリプトコッカス・ネオフォルマンスは，自然界に常在し，ハト・ニワトリなどの鳥類の糞で汚染した土壌から検出される．球形で周囲は厚い莢膜で覆われている．原発巣は皮膚あるいは肺であるが，全身性の感染がしばしばみられ，脳・髄膜・肺に感染する．ヒトからヒトへの感染はない（**図30**）．

3 アスペルギルス・フミガタス　*Aspergillus fumigatus*

　アスペルギルス属による真菌症を**アスペルギルス症**と総称する．アスペルギルス・フミガタスの検出率がもっとも高い．アスペルギルス・フラバス（*A. flavus*）は毒素であるアフラトキシンを産生する．空中に浮遊する分生子の吸入により肺に感染して増殖する（**図31**）．

4 フザリウム（*Fusarium*）属

　土壌や植物に生息する．眼や爪に真菌症を起こし，気道からの侵入で免疫能が低下した宿主に深在性真菌症を起こす（**図32**）．

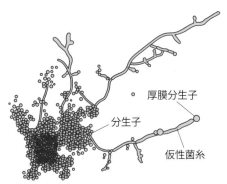

厚膜分生子
分生子
仮性菌糸

図29　カンジダ・アルビカンス

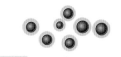

**図30　クリプトコッカス・
ネオフォルマンス**

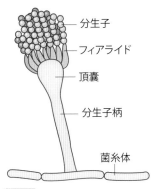

分生子
フィアライド
頂囊
分生子柄
菌糸体

**図31　アスペルギルス・フ
ミガタス**

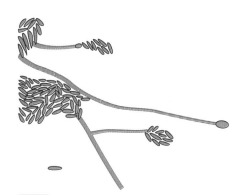

図32　フザリウム属

5┃ニューモシスチス・イロベチー　*Pneumocystis jirovecii*

　ニューモシスチス肺炎の起因菌である．易感染性宿主に日和見感染する．とくに，AIDS患者の合併症として取り上げられる．旧学名はニューモシスチス・カリニ（*P. carinii*）でカリニ肺炎といわれた．

b　深部皮膚真菌症

1┃スポロトリックス・シェンキイ　*Sporothrix schenckii*

　スポロトリックス・シェンキイはスポロトリクム症の原因真菌で二形性を示す（**図33**）．自然環境中に分布する真菌が創傷感染して皮膚の内部に侵入することが多い．侵入箇所に結節をつくり，リンパ管を通して拡がっていく．

c　表在性真菌症

　ヒトの皮膚・爪・毛髪に感染する真菌を**皮膚糸状菌**という．感染は皮膚の角質層あるいは毛髪に限定されており，菌糸が細胞内に侵入することはない．真菌の皮膚感染症の病名は白癬で，発生部位により頭部白癬（しらくも），体部白癬（たむし），股部白癬（いんきん），手白癬，足白癬（みずむし），爪白癬（つめみずむし）がある（**図34**）．

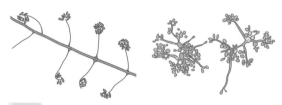

図33 スポロトリックス・シェンキイ

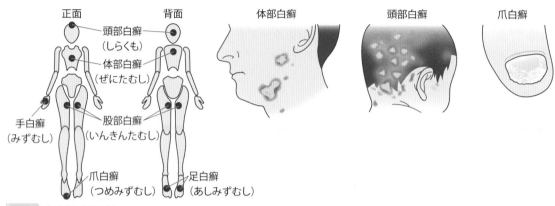

図34 表在性真菌症

3　原　虫

a　マラリア原虫（プラスモジウム［*Plasmodium*］属）

　マラリアの病原体であることから**マラリア原虫**と呼ばれる．熱帯・亜熱帯地域に分布し，**ハマダラカ**が媒介してヒトに感染する．**三日熱マラリア原虫，四日熱マラリア原虫，熱帯熱マラリア原虫，卵形マラリア原虫**の 4 種類がある．

　生活環は，ハマダラカの体内で有性生殖して**オーシスト**（囊胞体）となり，多数の**スポロゾイド**（胞子小体）が形成される．ハマダラカの吸血時に注入されたスポロゾイドは肝臓に侵入し**メロゾイド**を産生する．メロゾイドは血液中に放出され赤血球に感染して増殖する（**図 35**）．赤血球の破裂に合わせて発熱が起こる．マラリアの

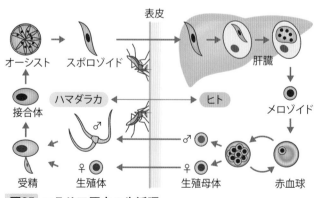

図35 マラリア原虫の生活環

主な症状は周期的発熱，貧血，脾腫である．重症化して死に至る．

　熱帯・亜熱帯地域で多発する世界三大感染症の1つである．かつては日本でも流行していたが，現在は輸入感染症となっている．ワクチンが存在しないので，ハマダラカの刺咬を防ぐことがもっとも有効な予防法である．

b　ランブル鞭毛虫　*Giardia lamblia*

　ランブル鞭毛虫は，熱帯・亜熱帯地域を中心に全世界に分布し，栄養型とシストの形態をとる．栄養型は洋ナシ型が特徴である（**図36**）．シストの経口摂取で感染するが，多くは無症候性に経過し，シストを排泄する．栄養型が十二指腸・小腸で増殖して腹痛・下痢などの症状を引き起こして**ジアルジア症**となる場合がある．粘膜に侵入しないため血便はみられない．

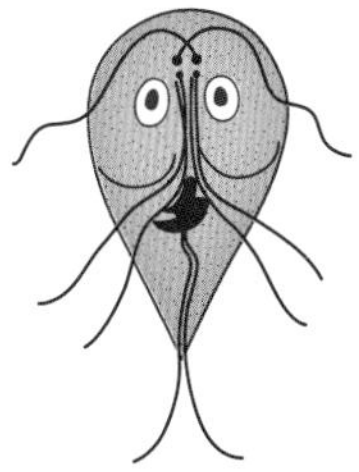

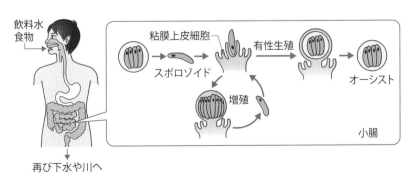

図36 ランブル鞭毛虫

c　クリプトスポリジウム（*Cryptosporidium*）属

　クリプトスポリジウムは，オーシストの経口摂取によって下痢を引き起こす（**図37**）．**塩素消毒**に**抵抗性**を示すため，上下水道の汚染により集団の水系感染を発生させることがある．激しい水様性の下痢・腹痛，嘔吐などの症状で脱水状態になりやすい．易感染性宿主では重症化する場合がある．

d　トキソプラズマ・ゴンディイ　*Toxoplasma gondii*

　トキソプラズマ症の病原体で，世界中に分布し，ほとんどすべての哺乳類・鳥類に感染する．ネコ科動物に感染したときだけ腸管内で有性生殖してオーシストを体外に排出する．ネコ科以外の動物では筋肉や脳に侵入してシストを形成することで寄生する．シストを含む加熱不十分な生肉（ブタ・ウシ・ヒツジ），あるいはネコから糞便汚染したオーシストを含む食品や水からヒトに経口感染する（**図38**）．小児・新生児は発症しやすい．先天性トキソプラズマ症は，妊婦が初感染すると胎児に経胎盤感染して発症する．生まれてくる子供は早流産・死産や脳水腫などの症状を起こす．

飲料水
食物

粘膜上皮細胞　有性生殖

スポロゾイド

オーシスト

増殖

小腸

再び下水や川へ

図37 クリプトスポリジウムの生活環

クリプトスポリジウムはヒトやその他の哺乳動物の小腸に寄生し，無性生殖により増殖する．やがて，有性生殖によりオーシストを形成する．オーシストは糞便とともに外界へ排出され，水や食品を汚染する．

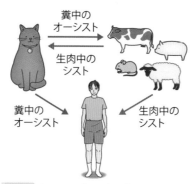

図38 トキソプラズマ症の感染経路

e　大腸バランチジウム　*Balantidium coli*

　大腸バランチジウムは哺乳類に感染するが，ブタを感染源としてヒトにも感染する．繊毛虫類の中で唯一ヒトに感染する．感染者の大部分は無症状であるが，ときに下痢・血便をきたす．

4　ウイルス

a　痘瘡ウイルス　*Variola virus*

　DNAウイルスである痘瘡ウイルスは，致命率の高い**痘瘡（天然痘）**の病原体であり，かつて世界中で猛威をふるった．痘瘡ウイルスは上気道から侵入し，ウイルス血症を起こして全身の臓器に拡がる．主な症状は高熱，頭痛，四肢の痛みに加え，特徴的な発疹が出現する（**図39**）.

　ワクチンが功を奏し，1980年にWHOは痘瘡根絶宣言を発表した．人類が根絶に成功した最初で唯一の感染症である．日本でも1976年以降はワクチンの定期接種が中止されている．

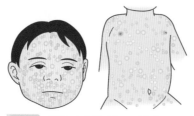

図39 痘瘡（天然痘）の発疹

痘瘡ウイルスは感染が強くかつては世界中で多くの死者が出ていた．ワクチンが功を奏し，人類が根絶に成功した最初で唯一の感染症．

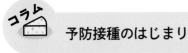

予防接種のはじまり

　1796年にジェンナーが牛痘の接種で痘瘡予防にはじめて成功した．1967年からWHOが痘瘡ワクチンの接種として種痘を実施した．種痘法に用いられたワクチン用のウイルスは，ワクチニアウイルスであり，牛痘ウイルスとは近縁である．

b　出血熱の起因ウイルス

　出血熱を起こすウイルス性疾患を**表6**にまとめた．

　マールブルグ病，エボラ出血熱は，マールブルグウイルス（Marburgvirus），エボラウイルス（Ebolavirus）に起因する感染症で，病原性が非常に高い．両ウイルスともオオコウモリが自然宿主であると考えられているが，動物からヒトへの感染経路は不明である．致命率は25〜90％である．

　クリミア・コンゴ出血熱の起因ウイルスであるクリミア・コンゴ出血熱ウイルス（Crimean-Congo hemorrhagic fever virus）は，ダニに媒介され感染する．感染者の発症率は約20％で，重症者の死亡率は15〜40％である．

　ラッサ熱，南米出血熱の起因ウイルスは，ネズミなどのげっ歯類に自然感染しており，糞尿を媒介して感染する．感染者の約20％が発症し，致命率は1％程度とされていたが，2015年のナイジェリアでの流行では，致命率が50％を超えていた．

　黄熱ウイルス（*Yellow fever virus*），デングウイルス（*Dengue virus*）に起因する感

表6 出血熱を起こすウイルス性疾患

疾患	ウイルス	ベクター	分布	感染症法	ウイルス核酸
マールブルグ病	マールブルグウイルス	オオコウモリ	アフリカ 中南米	1類感染症	RNA
エボラ出血熱	エボラウイルス	オオコウモリ	熱帯地域 亜熱帯地域	1類感染症	RNA
ラッサ熱	ラッサウイルス	げっ歯類	アフリカ	1類感染症	RNA
南米出血熱	フニンウイルス ガナリトウイルス マチュポウイルスなど	げっ歯類	中南米	1類感染症	RNA
クリミア・コンゴ出血熱	クリミア・コンゴ出血熱ウイルス	ダニ	中央アジア 中東 アフリカ 東欧	1類感染症	RNA
黄熱	黄熱ウイルス	ネッタイシマカ	アフリカ 中南米	4類感染症	RNA
デング出血熱	デングウイルス	ヤブカ	熱帯地域 亜熱帯地域	4類感染症	RNA

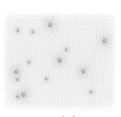

a. 水痘

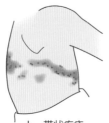

b. 帯状疱疹

図40 水痘と帯状疱疹

**図41 ヒトパピローマ
ウイルス（HPV）**

染症は，蚊に媒介され不顕性感染で終わることが多いが，発症すると重篤な疾患を
引き起こすことがある．

c 水痘・帯状疱疹ウイルス varicella-zoster virus（VZV）

　DNA ウイルスである水痘・帯状疱疹ウイルスは，異なる2種類の疾患の原因と
なっている．通常，上気道から侵入し，局所のリンパ節で増殖してウイルス血症と
なり全身に拡がる．主に小児に好発する**水痘**（varicella）を起こし，全身の皮膚に水
疱が発現する（**図40a**）．水痘の発症率は高いが，大部分は軽症に終わる．初感染後
は，ウイルスが神経節に**潜伏感染**し，成人期以降に免疫能の低下などに起因して再
活性化すると，**帯状疱疹**（herpes zoster）が**回帰発症**する（**図40b**）．ウイルスが再活
性化した神経の支配領域に片側性に水疱をつくり激痛を伴う．治療後も帯状疱疹後
神経痛が残る．

d ヒトパピローマウイルス Human papillomavirus（HPV）

　DNA ウイルスであるヒトパピローマウイルスは，正二十面体構造で，エンベロー
プをもたない（**図41**）．外性器にみられる尖圭コンジローマ，手足の尋常性疣贅，
顔面の扁平疣贅などの**乳頭腫**（パピローマ，いわゆるイボ）を形成するウイルスであ
る．ウイルスのゲノム配列の違いに基づき100以上の遺伝子型に分けられ，粘膜型
の16, 18型は性行為により子宮頸部に感染し，**子宮頸がん**に進行することがある．
　HPV ワクチンは2006年より欧米で使われはじめ，ワクチン型 HPV 感染や子宮
頸部異形成の発生が有意に低下していると報告されている．日本でも子宮頸がんの
患者数・死亡者数が漸増傾向にあり，2013年より定期接種として導入している．
慢性の痛みや運動機能障害などの有害事象が HPV ワクチン接種後に報告された．
その実態調査の必要性から積極的な接種勧奨を一時的に控えているが，希望者には
定期接種が可能である．世界的にも HPV ワクチンと健診を適切に組み合わせるこ
とで子宮頸がんの予防戦略の早期実現に向けた取り組みがなされている．

e 単純ヘルペスウイルス1型, 2型 herpes simplex virus1, 2（HSV-1, -2）

　単純ヘルペスウイルス1型（HSV-1），2型（HSV-2）は皮膚・粘膜から侵入して，
HSV-1 は上半身，HSV-2 は下半身に感染する（**表7**）．それぞれの領域の感覚神経細

表7 単純ヘルペスウイルス1型（HSV-1），2型（HSV-2）

タイプ	感染経路	初感染(急性症状)	潜伏部位	回帰発症
HSV-1	口腔および呼吸器	歯肉口内炎	三叉神経節	口唇ヘルペスなど
HSV-2	性行為	外陰膣炎	腰仙髄後根神経節	性器ヘルペスなど

胞にさかのぼり**潜伏感染**する．ストレス，過労，月経などの刺激で再活性化したウイルスは**回帰感染**して皮膚や粘膜に水疱やびらんなどの病変をつくる．以前はHSV-1 による**ヘルペス性歯肉口内炎**，HSV-2 による**性器ヘルペス**と棲み分けが明確であったが，性文化の変化や多様化により，HSV-1 による性器ヘルペス，HSV-2によるヘルペス性咽頭炎も珍しくなくなっている．初感染・再活性化にかかわらず，ウイルスが脳に到達することでヘルペス脳炎を発症し，意識障害やけいれんなどの急性脳炎の症状が出現する．

f　ヒトヘルペスウイルス 6A，6B，7　Human herpesvirus 6A, 6B, 7(HHV-6A, -6B, -7)

　DNA ウイルスであるヒトヘルペスウイルス 6A, 6B, 7 は，主に唾液中に排出され，接触感染する．HHV-6B と HHV-7 は**突発性発疹**の起因ウイルスである．突発性発疹は，乳幼児期に 3〜5 日間の発熱の後，解熱とともに全身性の発疹(小児バラ疹)が現れ，1〜2 日で消失する(**図42**)．

g　ポリオウイルス　Poliovirus

　RNA ウイルスであるポリオウイルスは，ヒトを宿主とし，糞便中に排泄されたウイルスが経口感染する．中枢神経感染により生じる**急性灰白髄炎(ポリオ)**は，四肢の急性弛緩性麻痺を典型的な症状とする疾患である．小児に多発したことから小児麻痺とも呼ばれていた(**図43**)．感染者の大部分は不顕性感染であり，典型的な弛緩性麻痺が起こるのは 0.1%程度である．発症した麻痺に特異的な治療法はなく，対症療法が中心である．

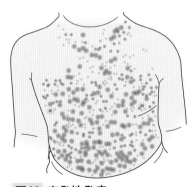

図42 突発性発疹

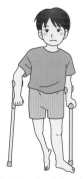

図43 急性灰白髄炎 （ポリオ）

ポリオにより足が麻痺・萎縮．アフガニスタンとパキスタンの国境地域では伝播が続いている．世界的にはこれらの2ヵ国を除き根絶されている．

ポリオワクチンの普及により患者数は激減し，日本では1981年以降に患者の発生はない．2012年に経口生ワクチンから不活化ワクチンに変更され，4種混合ワクチン DPT–IPV として接種されている．

h コロナウイルス Coronavirus

RNA ウイルスであるコロナウイルスは，ヒトを含めた哺乳類，鳥類などに広く分布する．コロナウイルスはエンベロープ上に太陽のコロナ(王冠)様のタンパク質の突起をもつことからこの名が付けられた(**図44**)．コロナウイルスを含めエンベロープをもつウイルスはアルコールで失活する，変異を起こしやすいという特徴がある．従来知られていたコロナウイルスは，上気道に感染して一般的な風邪を引き起こすウイルスであるが，変異を起こしたり，動物界のウイルスがヒトに感染して重大な被害を与えることがある．

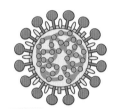

図44 コロナウイルス

SARS：severe acute respiratory syndrome

1 ▍SARS コロナウイルス SARS coronavirus

SARS コロナウイルスは，自然宿主であるコウモリのコロナウイルスがヒトに感染して重症肺炎を引き起こすようになったと考えられている．2002年に中国広東省で発生した**重症急性呼吸器症候群**(SARS)は30を超える国や地域に拡大した．2003年7月に WHO によって終息宣言が出されたが，最終的には8,000人を超える患者のうち774人が重症の肺炎で死亡した(致命率9.6%)．

発熱・頭痛・筋肉痛などではじまり，一部の患者に乾性咳・息切れ・呼吸困難がみられ，低酸素血症を起こすこともある．高齢者や糖尿病などの基礎疾患をもつ患者では重症化しやすい．死亡した人の多くは高齢者や，心臓病，糖尿病などの基礎疾患をもった者であった．子供にはほとんど感染せず，感染した例では軽症の呼吸器症状を示すのみであった．

MERS：Middle East respiratory syndrome

2 ▍MERS コロナウイルス MERS coronavirus

MERS コロナウイルスは，ヒトコブラクダに風邪症状を引き起こすウイルスであるが，種の壁を超えてヒトに感染すると重症肺炎を引き起こすと考えられている．**中東呼吸器症候群**(MERS)は，2012年にサウジアラビアで発生し，WHO の報告(2019年11月時点)では，27ヵ国で2,494人の感染者があり，そのうち858人が死亡した(致命率34.4%)．高齢者および糖尿病，腎不全などの基礎疾患をもった者での重症化傾向がより高かった．

COVID–19：coronavirus disease 2019

3 ▍SARS コロナウイルス2 SARS coronavirus 2(SARS–CoV–2)

SARS コロナウイルス2は，COVID–19の起因ウイルスである．COVID–19は，2019年12月以降，中国湖北省武漢市を中心に発生し，世界的なパンデミックとなった．自然宿主のコウモリに由来し，他の動物を介してヒトに感染するようになったと考えられている．発症当初は軽度な風邪症状のみでも，急激に悪化し肺炎に進行する場合がある．重症化は高齢者や基礎疾患(心血管疾患，糖尿病，悪性腫瘍，慢性呼吸器疾患など)を有する患者で多くみられ，小児や若年層には感染してもほとんど症状が現れない．

i　インフルエンザウイルス　Influenzavirus

　RNA ウイルスであるインフルエンザウイルスは，A〜D 型の 4 種類に分けられる．主にヒトに流行を起こす A 型と B 型のウイルスには，抗原性をもつ糖タンパク質であるヘマグルチニン（HA）とノイラミニダーゼ（NA）の 2 種類がウイルス表面にスパイク状に突出しており（**図 45**），これらが感染防御免疫の標的抗原となっている．さまざまな組み合わせをもつ抗原性の異なる亜株が複数存在し，ヒト以外にもブタやトリなどの宿主に広く分布している．

　冬季に流行するヒトのインフルエンザウイルス感染による疾患を，単にインフルエンザ，あるいは季節性インフルエンザと呼ぶ．新型インフルエンザ，鳥に感染する高病原性鳥インフルエンザも病原性が問題となる．

　インフルエンザウイルスは，飛沫により上気道に感染する．1〜3 日間ほどの潜伏期の後に，発熱（通常 38℃ 以上の高熱），頭痛，全身倦怠感，筋肉痛・関節痛などが突然現われ，咳，鼻汁などの上気道炎症がこれに続き，約 1 週間の経過で軽快するのが典型的なインフルエンザである．学校保健安全法により，インフルエンザ（鳥インフルエンザおよび新型インフルエンザ等感染症を除く）は，発症後 5 日を経過し，かつ，解熱後 2 日（幼児にあっては 3 日）を経過するまで出席停止とされている．

　インフルエンザワクチンは，HA 糖タンパク質を混合した 4 価の成分ワクチンで 4 価ワクチンと呼ばれる．インフルエンザワクチンには，発症を一定程度予防することや，発症後の重症化や死亡を予防することに効果がある．

HA：hemagglutinin
NA：neuraminidase

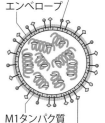

図45　インフルエンザウイルス

インフルエンザと風邪（感冒）[7]

　厳冬期は，風邪やインフルエンザが流行しやすい季節で，日本人は年 5〜6 回も風邪をひくといわれる．一般的によく使われる「風邪（感冒）」は通称で，インフルエンザと同義語ではない．

　インフルエンザはインフルエンザウイルスによって引き起こされる感染症で，風邪はさまざまな細菌やウイルスの感染によって起こる．風邪は，喉の痛み，鼻水，鼻づまり，くしゃみや咳などの症状がでる．発熱も微熱程度で各症状もゆっくりと現れ，重症化することはあまりない．それに対して，インフルエンザでは 38℃ 以上の急な発熱，頭痛，関節痛，筋肉痛，全身倦怠感などの症状が強く急速に現れ，さらに，肺炎などさまざまな合併症を起こしやすい．

　インフルエンザと風邪（感冒）は病原体も症状も異なり，区別すべき疾患である．

[7] インフルエンザと風邪（感冒）　一般的に，「風邪（感冒）」は通称であり，正式には「インフルエンザ」と呼ぶべきである．

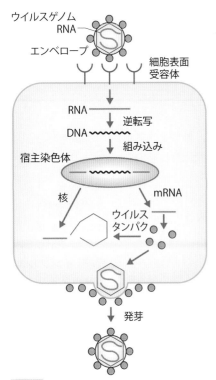

3つのステージ

AIDS

日和見感染症，悪性腫瘍，
神経障害など

AIDS関連
症候群

1ヵ月以上続く発熱，
しつこい下痢，寝汗，
リンパ腺の腫れ，10%
以上の体重減少など

無症候性キャリア
（未発症期）

無症状だがHIVにより
免疫力が少しずつ低下する

初期感染
約2週間後に一時的に
風邪に似た症状が出る
ことがある

HIV感染

数年〜10年
（治療を受けないで
経過した場合）

*気付かぬうちに
性行為などにより
他人に感染させて
しまうことがある

図46 ヒト免疫不全ウイルスの増殖　　**図47** HIV感染からAIDS発症まで

---

j　ヒト免疫不全ウイルス　Human immunodeficiency virus（HIV）

　RNA ウイルスであるヒト免疫不全ウイルスは，逆転写酵素により RNA が DNA に変換され，ウイルスタンパク質であるインテグラーゼにより感染細胞の染色体に組み込まれ，感染細胞内で恒常的に発現している状態となる．感染細胞が生きている限りウイルスが産生され続ける（**図46**）．感染経路は，母子感染，性感染，血液感染の3経路である．T 細胞やマクロファージに感染し，これらの免疫担当細胞が破壊されて免疫能が低下する．感染後に一過性の発熱・頭痛・筋肉痛が出現することがあるが，10 年程度は免疫応答によりウイルス量が抑えられる**無症候性キャリア**となる．その後，血中ウイルス量が増加して T 細胞が減少し，**AIDS 関連症候群**を経て免疫不全状態となり，日和見感染症・腫瘍・認知症が発症する**後天性免疫不全症候群**（**AIDS/エイズ**）となる（**図47**）．

AIDS：aquired immune deficiency syndrome

k　麻疹ウイルス　*Measles morbillivirus*

　RNA ウイルスである麻疹ウイルスは，春先から初夏にかけて流行する**麻疹**（measles），俗称「はしか」の起因ウイルスである．発熱・上気道炎・結膜炎・発疹などを特徴とする（**図48**）．呼吸器を介して感染し，感染性は非常に強く，初感染者のほぼ 100% が発症する．口腔粘膜の奥歯周辺に粟粒様の白斑である**コプリック斑**が発疹出現の 1〜3 日前から 90% 以上に見られ，早期診断に役立つ．

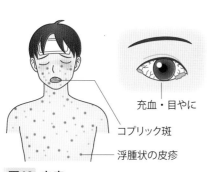

図48 麻疹

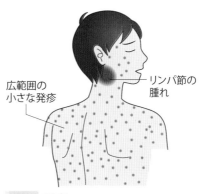

図49 風疹

直径2〜5 mmの比較的均一の円形の斑状丘疹が，全身にみられる．

麻疹は中耳炎，肺炎，脳炎などの合併症が起こりやすく，重症化して死亡することもある．麻疹の回復後，稀に発症する**亜急性硬化性全脳炎**(SSPE)は，死に至る重篤な合併症である．

麻疹ワクチン(MRワクチン，2回の麻疹・風疹混合弱毒生ワクチン)の普及により，麻疹の患者は激減し，最近は年間数十〜数百人で推移している．

SSPE：subacute sclerosing panencephalitis

l　風疹ウイルス　*Rubella virus*

RNAウイルスである風疹ウイルスは，ヒトに上気道感染して**風疹**(rubella)を起こす(**図49**)．比較的症状は軽く，**3日はしか**ともいわれる．妊娠初期の妊婦への感染では，胎盤を介して胎児に感染し，免疫のない胎児の臓器に障害を与え，死産，流産あるいは出産しても奇形が起こる可能性が高い．**先天性風疹症候群**の原因となる．

風疹弱毒生ワクチンによる予防が可能で，MRワクチンが2回接種される．

m　ムンプスウイルス　*Mumps rubulavirus*

RNAウイルスであるムンプスウイルスは，春季から夏季にかけて流行する**ムンプス**(流行性耳下腺炎)，通称「**おたふくかぜ**」の起因ウイルスで，飛沫感染する．2〜3週間の潜伏期を経て発症し，軽度の発熱と耳下腺(唾液をつくる組織)の腫脹・疼痛が主な症状である(**図50**)．通常1〜2週間で軽快する．もっとも多い合併症は髄膜炎であり，その他髄膜脳炎，精巣炎，卵巣炎，難聴，膵炎などを認める場合がある．

おたふくかぜ弱毒生ワクチンが任意接種として利用可能である．おたふくかぜは学校保健安全法により，耳下腺，顎下腺または舌下腺の腫脹がはじまった後5日を経過し，かつ，全身状態が良好となるまでは出席停止となる．

n　コクサッキーウイルス　coxsackievirus

RNAウイルスであるコクサッキーウイルスに起因する**手足口病**は，乳幼児に多

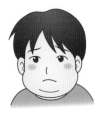

図50 ムンプス（流行性耳下腺炎）による耳下腺の腫脹

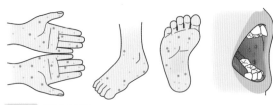

図51 手足口病

くみられるいわゆる夏風邪の代表的感染症であり，風邪の症状に伴い，口の中や手足に発疹が現れる（**図51**）.

o　狂犬病ウイルス　*Rabies lyssavirus*

RNAウイルスである狂犬病ウイルスが原因となる**狂犬病**（rabies）は，狂犬病ウイルスを保有するイヌ，ネコおよびコウモリを含む野生動物に咬まれた傷口から侵入して感染し発症する人畜共通感染症である．日本では，1957年以降国内発生はみられず，輸入症例が起こっている．発症後の致命率がほぼ100％であり，有効な治療法がない．予防に狂犬病不活化ワクチンが用いられ，飼い犬への接種の他，海外旅行者・獣医・研究者などへの接種が推奨されている.

p　アデノウイルス（*Adenoviridae*）科

DNAウイルスであるアデノウイルスは，エンベロープをもたない正二十面体構造で（**図52**），57の血清型が知られる．主に呼吸器・消化器・結膜に局所感染する．流行性角結膜炎は，**はやり目**とも呼ばれる（**図53**）．咽頭結膜炎は，夏季に結膜炎を伴う咽頭炎として発症し，プールの水を介して子供に感染することから**プール熱**と呼ばれる（**図54**）.

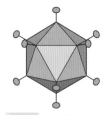

図52 アデノウイルス

結膜が赤くなる

目やにや涙が増える

まぶたが腫れる

図53 はやり目（流行性角結膜炎）

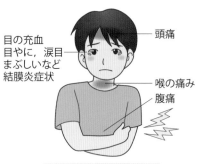

図54 プール熱（咽頭結膜熱）

q　ヒトTリンパ球向性ウイルス1　Human T-lymphotropic virus 1（HTLV-1）

　ヒトTリンパ球向性ウイルス1（HTLV-1）はヒトT細胞白血病ウイルスともいう．授乳，性行為，輸血でT細胞に感染する．感染者はキャリアとなり，ほとんどは生涯無症状で経過するが，2.5〜5％が発症して感染細胞が腫瘍化する**成人T細胞性白血病**（ATL）となる．

ATL：adult T-cell leukemia

r　ロタウイルス　*Rotavirus*

　RNAウイルスであるロタウイルスは，ゲノムが2本鎖RNAでエンベロープをもたない正二十面体構造である．冬から春先に流行し，酸臭のある白色便と下痢を特徴とする急性ウイルス性胃腸炎の主要な起因ウイルスである．大人は無症状の場合が多いが，とくに3歳以下の乳幼児で脱水を起こし重症化しやすい．感染予防のために，乳児を対象に経口弱毒生ワクチンが利用可能で定期接種となった．

5　その他

a　プリオン

　伝達性海綿状脳症は異常型**プリオンタンパク質**が感染性をもつことにより引き起こされる疾患で，**プリオン病**と呼ばれる．

　プリオン病は，ヒトにも動物にもみられ，かつて，パプアニューギニアのフォア族で人食い風習により伝播したクールー病，ヒツジのスクレイピーが挙げられる．また，ウシのプリオン病である**牛海綿状脳症**（BSE，**狂牛病**）に汚染された牛肉の摂取でヒトに感染して発症すると考えられる**変異型クロイツフェルト-ヤコブ病**（v-CJD）がある（**図55**）．

BSE：bovine spongiform encephalopathy

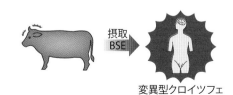

摂取
BSE

変異型クロイツフェルト-ヤコブ病に

図55　BSE牛の摂取によるv-CJDの感染

BSEとv-CJDは同一の感染因子が原因であることが示されている．

📖 練習問題　

以下の文章について正しいものには○，誤っているものには×をつけよう．

Q1　黄色ブドウ球菌は，化膿性炎症，食中毒(腸管毒 / エンテロトキシン)，剥脱(剥離)性皮膚炎，毒素性ショック症候群を起こす．

Q2　ボツリヌス菌は，毒素型食中毒を起こし，弛緩性麻痺を起こす．毒素は易熱性である．乳児にハチミツを摂取させて乳児ボツリヌス症を発症する場合がある．

Q3　ウェルシュ菌は，至適生育温度が 25℃前後で，中間(生体内毒素)型食中毒を起こす．

Q4　カンピロバクターは家畜(ウシ，ブタ，ニワトリなど)の腸内細菌で，偏性嫌気性菌である．細菌で件数の多い感染型食中毒を起こす．

Q5　腸管出血性大腸菌は，食材汚染から感染し，出血性大腸炎，溶血性尿毒症症候群(HUS)，偽膜性大腸炎を引き起こす．

Q6　コレラ菌は，コレラ毒素を産生し，下痢を起こす．コレラの症状として，下痢便は米のとぎ汁様と形容され，大量の下痢で脱水症状，コレラ顔貌を呈することが特徴である．

Q7　腸炎ビブリオ菌は，海産魚介類に付着して摂取される毒素型食中毒を起こす．

Q8　ノロウイルスは，二枚貝に蓄積し，感染力が強く，冬季に多発する食中毒起因ウイルスである．

Q9　A 型，E 型肝炎ウイルスは血液感染，B 型，C 型，D 型肝炎ウイルスは経口感染である．

Q10　アニサキスはスルメイカの生食から感染し，腸壁で成虫になる．

Q11　ジフテリア菌は，経気道感染して扁桃に灰白色の偽膜を形成する．ジフテリア毒素により心臓麻痺や運動麻痺を起こす．

Q12　破傷風菌は，偏性嫌気性菌で，創傷より体内に入る．破傷風毒素(テタノスパスミン)により，後弓反張などの痙性麻痺を起こす．

Q13　百日咳は，カタル期，痙咳期，回復期の 3 期からなり，しだいに回復していく．

Q14　レジオネラ菌は，ポンティアック熱型，肺炎型があり，経気道感染する．

Q15　ピロリ菌は，ウレアーゼを産生し，ヒトの胃粘膜に生息する．胃潰瘍，十二指腸潰瘍の起因菌である．

Q16　クリプトコッカス・ネオフォルマンスは，表在性真菌症を発症する．

Q17　ランブル鞭毛虫の栄養型は洋ナシ型が特徴である．シストの経口摂取で感染するが，栄養型が十二指腸・小腸で増殖して腹痛・下痢などの症状を引き起こしてジアルジア症となる．

Q18　痘瘡は，1980 年に WHO が痘瘡根絶宣言を発表し，人類が根絶に成功した最初で唯一の感染症である．

Q19　16 型，18 型のヒトパピローマウイルスは子宮体がんの起因ウイルスである．

Q20　コロナウイルスによる感染症として 2002 年の SARS，2012 年の MERS に引き続き，2019 年に SARS コロナウイルス 2 によるパンデミックが甚大な被害をもたらしている．

6 主な食品微生物

A 食品の腐敗・変敗

学習のポイント

- 食品の発酵と腐敗は微生物の作用で起こる．人体に有用な場合は発酵，有害な場合は腐敗となる．
- 微生物による食品の腐敗では，本来のものとは違う着色や臭い，ネトと呼ばれる粘り，組織の軟化などが生じる．

　食品の外観，風味，成分などが変化することを**変質**という．変質のうち，外観や風味がわるくなったり，人体に有害な物質が生じるなど，食用に適さなくなることを**変敗**という．変敗のうち，有機酸などが産生されることにより酸味や酸臭を生じて可食性が失われることを**酸敗**といい，微生物などの影響を受けて，悪臭や有害物質が生じて可食性が失われることを**腐敗**という．

　また，食品の変質のうち，外観や風味が人間生活に有用なものになる場合は**熟成**と呼ばれ，とくに微生物などの影響を受けて，人間生活に有用なものになる場合を**発酵**という（**図1**）．

　食品に変質が生じる主な原因として，①酵素反応によるもの，②非酵素的な酸化によるもの，③微生物によるものの3つが挙げられる．

1 酵素反応による食品の変質

　酵素は生体内の化学反応の触媒として作用するタンパク質で，組織が損傷すると

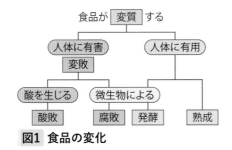

図1 食品の変化

放出された酵素の一部が褐変などを引き起こす．たとえば，リンゴの断面などでは，放出されたポリフェノールオキシダーゼがポリフェノールを酸化し，短時間でリンゴを変色させる．

2　非酵素的な酸化による食品の変質

食品を保存する場合，ビタミン類，油脂，糖質などの成分が，周辺の酸素により非酵素的に酸化され，栄養成分の減少，変色，風味の変化などが起こる．

3　微生物による食品の変質

微生物による変質は，食品中で微生物が増殖することによって起こる．タンパク質を多く含む食品では，付着した細菌が菌体外に分泌するタンパク質分解酵素（プロテアーゼ）により，各種有機酸，各種アミノ酸，アルコール類，メタンやエタンなどの炭化水素，アンモニアなどを生じ，腐敗臭といわれる悪臭を放つことになる．

多くの食品において，食中毒菌やその他の菌もすべて含めた一般生菌数（CFU/g）[1]（2 章 **C** **3** **c** 参照）と腐敗との間には関係がある．食品中の一般生菌数が 1×10^5〜1×10^7 CFU/g に達すると変色がみられ，1×10^7〜1×10^9 CFU/g に達すると腐敗臭が感じられるといわれている．このため，一般生菌数は食品汚染や腐敗など品質劣化の指標の 1 つとして用いられている．また腐敗に達するまでの日数は，初期の菌数が少ないほど長く，多いほど短くなるため，この一般生菌数は，品質管理や賞味期限設定の際に重要な指標となっている．

食品の腐敗を引き起こす微生物と，食中毒を引き起こす微生物は必ずしも同一ではないため，食品の腐敗と食中毒に直接の因果関係はない．一般的に食中毒の発症菌数は，1×10^5〜1×10^9 CFU/g 程度と考えられているが，病原大腸菌，カンピロバクター，ノロウイルスなどでは 1×10^1〜1×10^3 CFU/g 程度で発症すると推定されており，官能的に気付かずに食べてしまうことで，食中毒が引き起こされる（**図2**）．

食品が腐敗していると考えられる場合，本来とは異なる着色，臭い（異臭），粘り（**ネト**と呼ばれる），組織の破壊（軟化），容器や包装も含めた膨張など特有の現象が

[1] CFU/g（CFU/mL）　colony forming unit の略で，コロニーを形成する菌の数（生きている菌の数 = 生菌数）を示す．

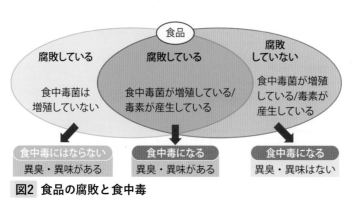

図2　食品の腐敗と食中毒

表1 腐敗と考えられる現象と主に原因となる微生物

主な原因微生物	状態	主な対象食品
バシラス属	異臭, ネト・糸引き, 軟化	食品全般
		肉加工品
		かまぼこ
乳酸菌	異臭, ネト・糸引き, 膨張	食品全般
		かまぼこ
		漬物, 洋菓子
酵母	異臭, 膨張	食品全般
		漬物, 洋菓子
微生物全般	着色	ハム・ソーセージ, パン・菓子類, たまご惣菜

着色：菌体内に色素をもっている微生物が生育し，その食品の一部が着色する
異臭：微生物が生育し，臭いのある物質がつくられる
ネト・糸引き：食品中のタンパク質やアミノ酸から生成される．臭いがありデキストランより粘性が高い
軟化：食品内部の微生物が食品の組織を分解する
膨張：食品の包装が膨らみ，ときには破裂する

生じる(**表1**).

a　着　色

　微生物による食品の着色は，2つに分けられる．1つは，食品に付着した微生物の作用により，食品の成分が化学的に変化して着色する場合である．肉などに付着した微生物の作用で生じた硫化水素により，肉中のミオグロビンが硫化されて緑色のスルフォミオグロビンが産生される場合がその例である．もう1つは，食品に付着した微生物が色素を産生する場合である．付着した微生物がカロテノイドなどの色素を産生する場合がその例である．微生物による食品の着色の例を**表2**に示した．

b　異　臭

　微生物に起因する食品の異臭は，食品に付着した微生物により，食品の成分が異臭を有する物質に変化する場合と，食品に付着した微生物が異臭を有する物質を産生する場合とに分けられる．

　動物性食品など，タンパク質を多く含む食品では，微生物の作用により，食品に含まれるタンパク質・アミノ酸から，腐敗アミン，アンモニア，硫化水素などの臭い物質が生成される．鮮度の指標として**揮発性塩基窒素**(VBN)が用いられるが，その大部分は，このアンモニアに由来する窒素である．

　植物性食品など，炭水化物が主成分になる食品では，微生物の作用により，食品に含まれる炭水化物から，酢酸，乳酸，酪酸，ギ酸などの臭い物質となる有機酸が生成される．

　また，食品に付着した酵母などからはエタノールなどのアルコール類が生産され，さらに酢酸や酢酸エチルなどの臭い物質が産生される．カビ臭では，カビの産生す

VBN：volatile basic nitrogen

表2 微生物による食品の着色の例

原因	原因となる微生物	食品	着色	着色の原因となる色素など
変色	乳酸菌	精肉・ハム マグロなど	緑色	コールミオグロビン(緑色)[*1]
	アオカビ バシラス属菌 微生物全般	精肉・ハム マグロなど	緑色	スルフォミオグロビン(緑色)[*2]
	セラチア菌	食品全般	赤色	プロジギオシン(赤色)
色素産生	紅麹	唐芙蓉[*3]	赤色	モナスコルブリン(赤色)やアンカフラビン(黄色)など[*4]
	スポロサルシナ属菌 エルビニア属菌 チゴサッカロミセス属酵母 ロドトルラ属酵母	炭水化物を 含有する 食品全般	赤色	赤色カロテノイド類
	クロモバクテリウム ジャンチノバクテリウム属菌 イオドバクテリウム属菌	炭水化物を 含有する 食品全般	青紫色	ヴィオラセイン(青紫色)

[*1] 生育した乳酸菌が発生する過酸化水素が，メトミオグロビンを過度に酸化して緑色のコールミオグロビンが産生.
[*2] 微生物の作用で，メチオニンやシステインなどの含硫アミノ酸から硫化水素が産生し，この硫化水素がミオグロビンと反応してスルフォミオグロビン(緑色)が産生.
[*3] 豆腐を紅麹で発酵させた沖縄県特産の深い赤色の発酵食品.
[*4] 紅麹菌(ベニコウジカビ, *Monascus purpureus*)の培養液から得られた，アンカフラビンとモナスコルブリンを主成分とするベニコウジ色素(モナスカス色素)は，既存添加物として用いられている.

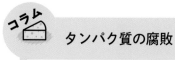

タンパク質の腐敗

　アミノ酸の腐敗反応は，脱炭酸反応，脱アミノ反応，還元反応の3つに大別される．主に脱炭酸反応で腐敗アミンが産生する．

脱炭酸反応	ヒスチジン→ヒスタミン チロシン→チラミン トリプトファン→トリプタミン アルギニン→アグマチン リジン→カダベリン グルタミン酸→γ-アミノ酪酸
脱アミノ反応	アミノ酸→アンモニア(臭)
脱炭酸・脱アミノ反応	トリプトファン→スカトール(臭) トリプトファン→インドール(臭) リジン→ピペリジン(臭) チロシン→p-クレゾール(臭)
還元反応	含硫アミノ酸→硫化水素(臭) 〈魚特有〉 トリメチルアミンオキシド→トリメチルアミン(臭)

表3 微生物による食品から生じる臭い物質の例

原因	臭い物質	原因となる成分	生成原因など
成分が変化	アンモニア，硫化水素，スカトール，ピペリジン，p-クレゾール，トリメチルアミンなど	タンパク質・アミノ酸	アミノ酸などの脱炭酸反応・脱アミノ反応・還元反応で産生
	酢酸，乳酸，酪酸，ギ酸などの有機酸	炭水化物・脂質	炭水化物・脂質などが分解して産生
微生物が産生	アルコール類，酢酸，酢酸エチルなど	酵母	—
	ハロゲン化アニソール類，ゲオスミン，2-メチルイソボルネオールなど	カビ	—

る 2,4,6-トリクロロアニソールに代表されるハロゲン化アニソール類(カビ臭)，藍藻類や放線菌の産生するゲオスミン(土臭)や 2-メチルイソボルネオール(墨汁臭)，穀物などではペニシリウム属やアスペルギルス属のカビの産生する 3-オクタノン(フルーツ臭)や 1-オクテン-3-オール(マツタケ臭)などが臭い物質として産生される.

微生物により食品から生じる臭い物質の例を**表3**に示した.

c ネト・糸引き

粘液菌とも呼ばれる，ブドウ球菌(スタフィロコッカス)属，レンサ球菌(ストレプトコッカス)属，乳酸桿菌(ラクトバシラス)属，マイクロコッカス(*Micrococcus*)属，シュードモナス属，アクロモバクター(*Achromobacter*)属，コリネバクテリウム(*Corynebacterium*)属，リューコノストック(*Leuconostoc*)属の細菌などが，ハム，ソーセージ，かまぼこ，肉などの表面で増殖した場合，**ネト**と呼ばれる粘液状の物質を生じることがある．ネトはこれらの菌体集合，これらの微生物による分解物，または両者の混合物などであり，透明なもの，白濁したものなどさまざまである．

魚肉練り製品に多く発生するネトは，リューコノストック属の乳酸菌など食品中の糖類から生成され，主成分はデキストランで透明で無臭である．

一方，焼豚やハムなどの食肉加工製品に多く発生するネトは，バシラス属の細菌などが原因となり，食品中のタンパク質やアミノ酸から生成される粘性物質であり臭いがある．ハム，ソーセージ，焼豚などの真空包装品などでは，リューコノストック属などの乳酸菌が原因となることが多い．

d 軟　化

主にバシラス属の細菌が食品で増殖した場合，細菌の分泌するアミラーゼやプロテアーゼなど酵素の作用により，食品の組織が分解されて軟化や液化が起こることがある．かまぼこ，餅，水ようかん，チキンロールなどの場合，1〜2週間で軟化や液化した例が報告されている．

e 膨　張

酵母，乳酸菌，バシラス属の細菌，カビなどが食品で増殖した場合，嫌気的に糖やでんぷんを消費して炭酸ガスや水素ガスなどを生成する．生じたガスにより食品

の膨張が起こる(容器やパックが異常に膨らみ,場合によっては破裂する).とくに,クロストリジウム属やバシラス属の細菌は耐熱性を有する芽胞を形成するため,加熱殺菌が不十分な製品の膨張原因となる.

B　変質の防止と保蔵

学習のポイント

- 微生物による食品の変質を防止するためには,食品から微生物を取り除くか,食品中で微生物を増殖させない.
- 食品中で微生物を増殖させないためには,食品の温度を低下させる,食品の水分活性を下げる,食品の pH を下げるなどの方法がある.

食品の変質の原因として挙げられる 3 つ要因(①酵素反応によるもの,②非酵素的な酸化によるもの,③微生物によるもの)に対し,それぞれ対策が考えられている.

1　酵素反応による食品の変質防止

生体内の酵素には働きやすい環境があるため,冷蔵庫や冷凍庫などの低温で保存して反応速度を低下させたり,食塩水などに浸漬して酵素反応を阻害したり,乾燥することによって反応を防止することができる.また,**ブランチング**のように短時間,加熱することで酵素を失活させて反応を防ぐこともできる.

2　非酵素的な酸化による食品の変質防止

周辺の酸素による非酵素的な酸化は,脱酸素剤の使用や包装内の不活性ガス[2]への置換,**アスコルビン酸**(ビタミン C)や**トコフェロール**(ビタミン E)などの酸化防止剤の添加などで防止できる.

[2]不活性ガス　食品添加物として使用可能な不活性ガスは,指定添加物の亜酸化窒素(N_2O),二酸化炭素(CO_2),アルゴンガス(Ar),既存添加物の水素(H_2),窒素(N_2)の 5 種類.

3　微生物による食品の変質防止

微生物による食品の変質は,食品から微生物を取り除くか(殺菌),食品中で微生物を増殖させないこと(静菌)で防止できる.

a　食品中の微生物の殺菌

食品中の微生物を殺滅するためには,加熱による殺菌や,**食品添加物**の殺菌料による殺菌などの方法がある(4 章 **E** 1 参照).

b 食品中の微生物の静菌

食品中の微生物を静菌するためには，食品添加物の保存料などを食品に加える方法などがある（4章 **E** 2 参照）．

食品添加物を用いる以外に，とくに食品を保蔵する目的で，微生物の生育を抑制する方法が古くから用いられている．食品中で微生物を増殖させないためには，食品の温度を下げたり，食品の水分を除いたり，食品のpHをコントロールしたり，食品の周辺から酸素を除いたりして，微生物の増殖に適した環境をつくらないことである．

1 温度

一般に微生物は温度が下がるほど増殖しにくくなる（死滅するのではなく，活動が抑制される）．食中毒を引き起こす細菌の多くは中温性菌であり，10℃以下では増殖しにくく，4℃以下になるとほとんど活動できない．低温に耐性のある**低温性菌**でも−10℃以下ではほとんど増殖しなくなる．おおよその微生物の**生育限界温度**を**図3**に示した．

また，食品を劣化させる要因の1つである酵素の作用を完全に停止させるには，−35〜−40℃で保蔵する必要がある．酸化などの化学作用，乾燥などの物理作用も温度が高いほど進行が早く，温度が低いほど遅くなる[3]．

2 水分

微生物が増殖するには，適当な栄養素や温度の他に，適量の水分が不可欠である．微生物の生育は，水分が減少するに伴い抑制され，水分が一定限度以下になれば完全に抑制される．そこで，食品の保存性をよくするために古くから乾燥などの方法が用いられてきた．

食品中の水分は**自由水**と**結合水**に分けられる．自由水は，分子が自由に動き回ることができ凍結したり気化できる．一方，結合水は，食品中のタンパク質や炭水化物などと水素結合しており，分子運動が束縛されているため，低温でも凍結しにくく，高温でも気化しにくい．微生物が利用できるのは自由水で，同じ水分含量の食品であっても自由水と結合水の割合により，増殖が左右される．食品に食塩や砂糖を加えると，食塩や砂糖が自由水と結合し，結合水となるため，微生物の生育が抑制される．

[3] 食品の品質保持期間は，より低温のほうが長くなるが，低温になるほどコストもかかるため，多くの食品で12ヵ月間の保存が可能となる−18℃以下が，冷凍食品の保存温度の基準となっている．

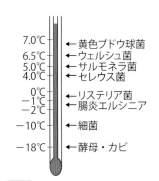

図3 微生物の生育限界温度

　一般的な細菌は，**水分活性**がおおよそ 0.90 以上でないと生育できず，酵母はおおよそ 0.87 以上，カビはおおよそ 0.80 以上の水分活性が必要である．水分活性を 0.50 以下に抑えることができれば，あらゆる微生物の増殖を防ぐことが可能になる（2章 **C** ⬚**1** **e** 参照）．

2)-1　乾物・干物

　食品を乾燥することで食品の水分活性が 0.7〜0.9 程度に下がり，微生物の生育が抑制され，食品の保蔵性が向上する．主に植物性の食品を乾燥させたものを乾物，動物性の食品を乾燥させたものを干物ということが多い．古くから，食品を乾燥させることで微生物による腐敗を抑制することが経験的に知られており，乾物・干物は紀元前 2000 年以上前からさかんにつくられていたと考えられる．

2)-2　塩蔵

　食品を塩分濃度の高い状態におくことで（塩漬け），周辺の浸透圧が上がり，①食品の自由水が失われることで水分活性が低下し起こる静菌作用に加え，②付着・混在する微生物の細胞内から水分が失われることで生体反応が抑制されることによる殺菌・静菌作用とで，微生物の生育が抑制される．腐敗細菌の多くは約 5％の塩分濃度で生育が抑制され，15〜20％で生育できなくなる．

2)-3　糖蔵

　糖蔵も塩蔵と同様，浸透圧の上昇と水分活性の低下により微生物の生育が抑制される．おおよそ 60〜65％の砂糖濃度で，多くの腐敗細菌の生育が抑制される．ジャムに代表される糖蔵は，1000〜1100 年ごろにヨーロッパに持ち込まれ，生産地であった東南アジアを植民地化して安価に砂糖が入手できるようになった 1500 年ごろから普及したものと考えられる．日本へは 1500 年代後半の安土桃山時代に南蛮貿易によりもたらされたようであるが，砂糖が普及したのは江戸時代の中期以降であり，ジャムなどの糖蔵品は明治以降に普及している．

2)-4　燻製

　燻製では，塩漬けや風乾の工程で水分活性が下がり，微生物の生育が抑制される．さらに，燻煙には，アセトアルデヒドやホルムアルデヒドなどのカルボニル化合物，フェノールなどのフェノール系化合物，ギ酸などの有機酸が含まれており，これらの殺菌成分や防腐成分が食品に被膜状に付着して保存効果を高めている．

3 ▍水素イオン濃度（pH）

　食品関連微生物の多くは中性付近で良好に生育する．カビおよび酵母は pH 5〜6.5 の酸性で良好に生育する．また，腸内細菌や糞口感染により下痢性の感染症を引き起こす病原菌などは pH 8 前後の弱アルカリ性で良好に生育する．それぞれの微生物の生育 pH の範囲を**表4**にまとめた．pH が 4.5 以下では，ほとんどの病原性の細菌は生育できないため，酢漬けなどにより，微生物の増殖を抑制することができる．

表4　微生物の生育pHの範囲

	酸性生育限界pH	アルカリ性生育限界pH	至適pH
カビ	2.0	8.5	5.0〜6.5
酵母	3.0	8.5	4.0〜5.0
一般細菌	5.0〜5.5	8.0〜9.0	6.0〜7.0
大腸菌	4.5	9.0	7.0〜7.5
乳酸桿菌	4.0	8.0	6.0〜7.0

有機酸の殺菌効果

　酢酸，乳酸，クエン酸をはじめとする有機酸については，食品の変敗を防止する作用が古くから知られている．有機酸の抗菌性はpH低下によるものと，有機酸自身の殺菌力とによる．有機酸は，非解離型の割合が多いほど殺菌力が強い傾向にある．サルモネラ菌で，いくつかの有機酸で増殖する生育限界pHが調べられている．

有機酸	クエン酸	リンゴ酸	乳酸	酢酸
サルモネラ菌の生育限界pH	4.0	4.3	4.4	5.4

　酢酸を用いるすし飯ではpHが4.6未満に調整されて雑菌の生育が抑制されている．また，クエン酸を含む清涼飲料水ではpHがおおよそ3.5付近に調整され，オレンジジュースや野菜ジュースなどもpHが3.8付近になるため，雑菌の生育が抑制される．

微生物利用食品

学習のポイント

- ワインは酵母による発酵，ビールは麦芽による糖化の後，酵母による発酵，日本酒は麹菌による糖化と酵母による発酵が同時に起こる．
- ヨーグルト，チーズなどは乳酸菌による乳酸発酵でつくられる．
- みそ，しょうゆは大豆を原料として，主に麹菌による発酵でつくられる．

　発酵飲料や発酵食品は，元来，飲料や食品を保蔵する際に，その飲料や食品に付着・混在していた酵母などの微生物が作用したものである．食塩の添加や乾燥などの食品保蔵の技術が向上した段階においても，混在する耐塩性や耐乾燥性の微生物

により発酵が起こり，保蔵当初とは異なる風味や食感をもつ飲料や食品となる．やがて意図的に発酵前処理や微生物の植菌が実施されるようになり，発酵飲料・発酵食品の製造が行われるようになった．

1 発酵飲料

a 醸造酒

　酵母が，糖分を含む原料をアルコール発酵したものを醸造酒という．果実などが原料となる場合，果実は二糖類や単糖類を含むため，直接，酵母が発酵できる．酵母だけの作用でアルコールができるものは**単発酵**と呼ばれる．一方，穀物などはでんぷんを含み，二糖類や単糖類をほとんど含まないため，でんぷんを二糖類や単糖類に分解するための前段階が必要になる．発酵工程が2段階になるため複発酵と呼ばれ，それぞれの段階が単独で起こるものは**単行複発酵**，同時に起こるものは**並行複発酵**と呼ばれる．醸造酒であるワイン，ビール，日本酒は，世界三大醸造酒と呼ばれ，それぞれ発酵方法が異なっている(**図4**)．

1 ワイン

　ワインはブドウの果実を原料としている．酵母が，ブドウの果実に含まれるグルコースを直接，アルコール発酵する．ブドウの皮には天然の酵母(サッカロミセス・セルビシエ[*Saccharomyces cerevisiae*]，サッカロミセス・バヤヌス[*S. bayanus*]，トルラスポラ・デルブリュッキ[*Torulaspora delbrueckii*]，メッシュニコウィア・パルシェリマ[*Mecschnikowia pulcherrima*]など)が付着しているため，ブドウの果実を破砕し，そのまま放置することでワインとなる．

　ワインは大きく赤ワインと白ワインに分けられる．赤ワインは，ポリフェノール色素を多く含む黒ブドウと呼ばれる品種を種皮ごと発酵させ，白ワインは，ポリフェノール色素をほとんど含まない白ブドウと呼ばれる品種を発酵させるか，または黒ブドウの種皮を除いて発酵させる(**図5**)．

2 ビール

　ビールは，原料である麦のでんぷんをアルコール発酵したものであるが，酵母は直接でんぷんを発酵できない．そのため，麦を発芽させることで(発芽したものを「麦芽(モルト)」という)，発芽する際に麦が産生するアミラーゼの作用で，でんぷんが麦芽糖(マルトース)に分解され，この麦芽糖を酵母が発酵してアルコールを産生する．

　ビールもワイン同様，近東にあたるメソポタミア地方で，紀元前8500年ごろ

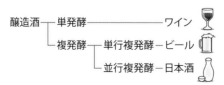

図4 醸造酒の分類

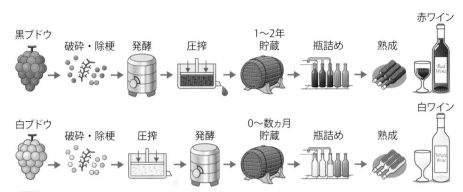

図5 ワインの製造方法

ワインのブドウ

　ワインの歴史は古く，1万年以上前にはすでに飲用されていたと考えられ，黒海とカスピ海にはさまれたコーカサス地方で，世界最古といわれる紀元前6000年ごろのワインの醸造跡が発見されている．このワインの製造法は，その後，地中海沿岸地域に拡がったと考えられている．ワイン用のブドウは，北緯30〜50°，年平均気温が10〜20℃の東欧から近東地域で自生していたと考えられている．地中海沿岸の温暖な地域では黒ブドウが生育し，北部の少し寒冷な気候では白ブドウが生育する．

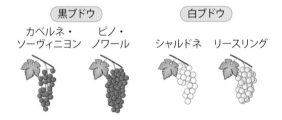

にはすでに飲用され，紀元前3000年ごろには麦を発酵させたビールの製造方法が記録されている．また，紀元前2500年ごろのエジプトでは，ピラミッド建設の従事者にビールがふるまわれていたという記録もある．その後，9世紀にドイツの修道院でホップ入りのビールが生産され[4]，現代のビールの原型となった．13世紀から15世紀にかけてヨーロッパ中に広がり，16世紀には原料が大麦・ホップ・水に統一されている．

　現在，ビールは**図6**に示したように，主に大麦を原料とし，発芽させた大麦を破砕し，発芽大麦中に含まれるアミラーゼにより大麦中のでんぷんを麦芽糖へと変換させる（糖化）（発酵①）．その後，ホップを加えて煮沸し，発酵①を終了させる．ここに酵母を加えアルコール発酵を行う（発酵②）．このように，ビールの製造では2つの発酵が段階的に行われる（単行複発酵）．

[4] 当時のヨーロッパではビールは修道院で製造・販売されていた．1040年に創業し，現在も営業している南ドイツにある修道院が，現存する世界最古のビール製造所といわれている．

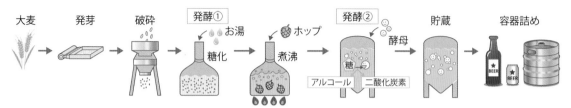

図6 ビールの製造方法

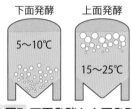

図7 下面発酵と上面発酵

　現在のビールは，エタノール発酵に，主にサッカロミセス・パトリアヌス(*S. pastorianus*)を用いる**下面発酵法**と，主にサッカロミセス・セルビシエを用いる**上面発酵法**により製造される(**図7**)．野生酵母(サッカロミセス・パトリアヌスやサッカロミセス・セルビシエの系統の酵母)を利用した自然発酵ビールなどもつくられている．

　下面発酵は，冬場のドイツなど5〜10℃の環境で発酵が行われる．この発酵はゆっくりと進行するため，酵母は発酵槽の下に沈み，下層で発酵が起こる．発酵に7〜10日，熟成に1ヵ月ほどの期間をかける．一方，上面発酵は，15〜25℃の環境で発酵が行われる．温度が高く，発酵が激しく進行するため，発生する二酸化炭素で酵母は発酵槽の上層に上がり，上層で発酵が起こる．発酵に3〜4日，熟成に1〜2週間ほどの期間をかける．

　下面発酵で製造されたビールは**ラガー**と呼ばれる．このラガーはドイツを中心にヨーロッパに広まっている．中でも，中央ヨーロッパのボヘミア地方では，比較的硬度の低い軟水を用いてラガーが製造され，これは透明度が高く，とくに**ピルスナー**と呼ばれる．このピルスナーが世界中に広まっている．一方，上面発酵で製造されたビールは**エール**と呼ばれる．このエールはイギリスを中心にヨーロッパに広まっている．

　日本では，1994年に酒税法が改正され，小規模な**ブルワリー**(醸造所)が数多く誕生し，地ビールと呼ばれる小規模生産のビールがつくられるようになった[5]．小規模なブルワリーがつくる特徴的なビールを**クラフトビール**と呼んでいる．

3｜日本酒

　日本酒は，米を原料として，酵母(サッカロミセス・セルビシエ)によるエタノール発酵によりつくられる．しかしながら，米の炭水化物はでんぷんであるため，酵母は直接には発酵できない．この米のでんぷんを分解(糖化)するため，古代の日本では，生米を口に入れて噛み，**唾液アミラーゼ**と混合していた．このように製造された酒は**口噛み酒**と呼ばれ，日本酒の原型である．現在，でんぷんの

[5] 酒類を製造する場合，製造場ごとに，所轄税務署長の製造免許が必要である．1994年の改正で，ビールの製造免許を取得するための年間最低製造数量が，2,000 kL以上から，60 kL以上にまで大幅緩和された．350 mL缶で換算すると，年間約571万缶以上の生産が必要だったものが，約17万缶以上の生産でよくなったことになる．

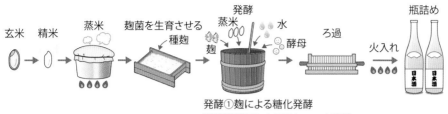

玄米　精米　蒸米　麹菌を生育させる　種麹　発酵　蒸米　水　酵母　ろ過　火入れ　瓶詰め

発酵①麹による糖化発酵
発酵②酵母によるアルコール発酵

図8 日本酒の製造

分解は，麹菌(コウジカビ，アスペルギルス・オリゼ[*Aspergillus oryzae*])が用いられている．麹菌の産生する酵素であるアミラーゼがでんぷんをグルコースに分解する．700年ごろには，すでに麹菌が酒の製造に用いられていたと考えられる．現在の日本酒のように，ほぼ無色透明(実際は透明で，ほんの少し黄色がかっている)になったのは1600年ごろで，このころまでに**清酒**[6]製造の技術がほぼ整っている．

　現在，日本酒は精米した米を用い，蒸した米に麹菌を生育させた麹(「もやし」とも呼ばれる)と，蒸した米，清酒用の酵母(日本醸造協会から頒布される協会7号系酵母など)と水を混合し発酵させる(**図8**)．この発酵では，米のでんぷんの糖化発酵(発酵①)と，酵母によるアルコール発酵(発酵②)が同時に起こる．これを並行複発酵という．

[6] 清酒　ろ過(「こす」工程)などで透明になった日本酒をいう．

> ### コラム　酒米の精米
>
> 　日本酒の特筆すべき特徴として，制御が非常にむずかしいと考えられる並行複発酵に加え，精米が挙げられる．精米歩合は，玄米の重量に対する精米の重量の割合(精米して残った部分の重量割合)で表される．通常，食している精白米は精米歩合が90％程度であるが，日本酒には糠を完全に除かれ，ほぼでんぷんのみとなった米が用いられる．
>
> 　一般的な日本酒の製造には精米歩合が70％程度のものが用いられる．吟醸酒と呼ばれる日本酒では精米歩合が40〜60％程度，大吟醸では10〜35％程度のものが用いられる．ワインの味や香りは，主にブドウに含まれる有機酸などの成分によるところが大きいが，日本酒では麹菌や酵母などが生産するアロマが重要な役割を担っている．
>
>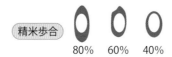
>
> 精米歩合　80%　60%　40%

表5 世界の代表的な蒸留酒

蒸留酒	主な生産地	主に発酵に関与する微生物	主な原材料
焼酎・泡盛	日本(九州，沖縄)	麹菌，酵母	米，サツマイモ，小麦
白酒	中国	クモノスカビ，酵母	大麦，小麦，ライ麦
ウイスキー	イギリス北部，アイルランド	(麦芽による糖化)，酵母	大麦，小麦，ライ麦
バーボン	アメリカ中部	(麦芽による糖化)，酵母	トウモロコシ
ジン	イギリス南部	(麦芽による糖化)，酵母	大麦，ライ麦，ジャガイモ
ウォッカ	ロシア	(麦芽による糖化)，酵母	大麦，ライ麦，ジャガイモ
ブランデー	フランス	酵母	ブドウ
テキーラ	メキシコ	ザイモモナス・モビリス，酵母	リュウゼツラン
ラム	カリブ海沿岸	酵母	サトウキビ

b 蒸留酒

蒸留酒は，醸造酒を蒸留してつくった酒で，スピリッツとも呼ばれている．酵母はアルコール濃度が20%程度で死滅するため，醸造酒ではこの濃度が限界である．これ以上のアルコール濃度とするためには蒸留を行う．蒸留では最大95%程度までアルコール濃度を上げることができる．蒸留酒の歴史も古く，紀元前2000年ごろにはすでに蒸留や熟成が行われていたようである．

世界には多くの蒸留酒が存在する．代表的なものを**表5**に示した．サトウキビや果実など，グルコースやフルクトースを含む原材料が用いられる場合，酵母による単発酵になり，穀物や芋が原材料として用いられる場合，穀物のでんぷんを糖化する工程を含む複発酵になる．発酵で得られた原酒を蒸留して蒸留酒が生産される．

c 発酵乳

発酵乳[7]は，乳を保蔵する際に乳酸菌などの作用により，酸味が加わったものである．

発酵乳は世界各地にあり，牛乳，馬乳，ヒツジ乳，ヤギ乳，水牛乳などが原料として用いられ，発酵には主に，乳酸菌のブルガリクス菌(*L. delbrueckii* subsp. *bulgaricus*)，ストレプトコッカス・サーモフィルス(*S. thermophilus*)，ラクトコッカス・ラクティス(*Lactococcus lactis*)，リューコノストック・メセンテロイデス(*L. mesenteroides*)などに加え，酢酸菌のアセトバクター・オリエンタリス(*Acetobacter orientalis*)などが作用している．

とくに馬乳の場合，ラクトースの含有量が多く，乳酸菌に加え乳酸発酵性酵母であるクルイベロミセス・マーキシアナス(*Kluyveromyces marxianus*)も作用し，低濃度アルコール含有の発酵乳である**馬乳酒**として，モンゴル地方など遊牧民の多い地域で飲用されている．

[7] 発酵乳 「乳及び乳製品の成分規格等に関する省令」では，「発酵乳」とは，乳又はこれと同等以上の無脂乳固形分を含む乳等を乳酸菌又は酵母で発酵させ，糊状又は液状にしたもの又はこれらを凍結したもので，「乳酸菌飲料」とは，乳等を乳酸菌又は酵母で発酵させたものを加工し，又は主要原料とした飲料(発酵乳を除く.)，と定義されている．

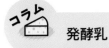

コラム 発酵乳

ウシ，ウマ，ヒツジ，ヤギなどの比較的大型の草食動物は，古代から労働力として人間に利用されていたと考えられる．紀元前5000年ごろのものと考えられているメソポタミア地方の世界最古の農村跡からは，家畜化された牛の骨が発見されている．当然，家畜化された動物の出す乳は飲用されていたと考えられ，保蔵された乳が自然に発酵した発酵乳も飲用されていたものと考えられる．

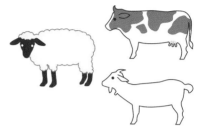

d 茶

烏龍茶に代表される中国茶は半発酵茶，イギリス式の紅茶は発酵茶といわれることが多い．どちらも微生物による発酵ではなく，茶葉に含まれる酵素による酵素的褐変反応を発酵と称している．中国茶のうち，**プーアル茶**(普洱茶)は，コウジカビ(アスペルギルス属菌)などを付着させ(本来は自然に付着する)，放置して発酵させ，独特の風味・色合いを醸し出す．これは，後発酵茶とも呼ばれ，微生物による発酵でつくられる．

一方，日本で飲用されているお茶は，地方の例を除き，一般的には発酵させない緑茶であり，茶色い番茶・ほうじ茶などは焙煎による加熱で茶葉を褐色化させたものである．

2 発酵食品

a ヨーグルト

発酵乳のうち，液体成分が少なく固形に近いものがヨーグルトになる．発酵乳と同様，牛乳，馬乳，ヒツジ乳，ヤギ乳，水牛乳などが原料として用いられている[8]．Codex の国際食品規格では，ヨーグルトは，厳密には**ブルガリクス菌**とストレプトコッカス・サーモフィルスの**共生菌**により発酵したものであったが，2010年に他のヨーグルトとして，あらゆるラクトバシラス属菌とストレプトコッカス・サーモフィルスの共生菌により発酵したものも追加された．ヨーグルトの製造工程を**図9**に示した．

[8] 世界各地域のヨーグルトの主たる原料

地域	主な原料乳
東欧・北欧・ロシア	牛乳
ギリシャ	牛乳 ヒツジ乳
中近東	ヒツジ乳 ヤギ乳
インド	水牛乳
モンゴル・中央アジア	馬乳

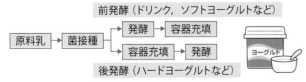

図9 ヨーグルトの製造工程(概略)

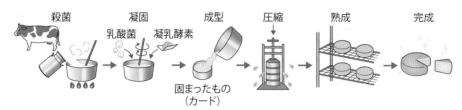

図10 ナチュラルチーズの製造方法

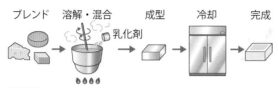

図11 プロセスチーズの製造方法

b チーズ

日本でのチーズの歴史は古く，仏教の伝来とともに伝わったと考えられており，大和朝廷の時代にはすでにチーズやヨーグルトの原型である蘇・醍醐が食されていた記録がある．しかしながら，本格的なチーズの製造・販売は，昭和初期に北海道ではじまったものが最初である．

日本で流通しているチーズを大きく分類すると，**ナチュラルチーズ**と**プロセスチーズ**に分かれる．ナチュラルチーズは，乳に，凝乳酵素（レンネット）[9]，スターターと呼ばれる乳酸菌（ラクトコッカス・ラクティスとリューコノストック・メセンテロイデス，ストレプトコッカス・サーモフィルスとブルガリクス菌など），塩を加えて固め，水切りしたもの（**フレッシュチーズ**），または熟成させたもの（**熟成チーズ**）で，時間が経つと味も硬さも変化していく（**図10**）．ゴルゴンゾーラやロックフォールなどはアオカビ（ペニシリウム・グラーカム [*Penicillium galaucum*]，ペニシリウム・ロックフォルティ [*P. roqueforti*] など），カマンベールなどは白カビ（ペニシリウム・カマンベルティ [*P. camemberti*] など）がスターターに加えられる．プロセスチーズは，ナチュラルチーズを粉砕し，乳化剤を加え，加熱溶解し加工処理されたもので，固形のチーズやスライスチーズなどに用いられている．加熱することによって乳酸菌が死滅して熟成が止まり，また，ブレンドすることで品質を一定に保つことができる（**図11**）．

c 発酵バター

乳を激しく揺らすことで，エマルジョンの層分離が起こりバターが製造される．バターの歴史は古く，旧約聖書にもバターが製造されていたと考えられる記述がある[10]．当時は乳酸菌が含まれた発酵バターであったと考えられる．

現在，発酵バターは乳酸菌（ラクトコッカス・ラクティス，リューコノストック・メセンテロイデスなど）による発酵で生産されるが，乳酸菌を生クリームに添加して発酵させる方法と，バターに直接乳酸菌を練り込んで発酵させる方法がある．発

[9] 凝乳酵素（レンネット）
仔牛の第4胃から抽出されるプロテアーゼである．この凝乳酵素は，乳タンパクの分解部位が特殊で，乳のミセルを破壊し凝乳が起こる．古代，乳の保蔵に胃袋を用いるであろうことは想像にかたくなく，意図せずチーズがつくられたと考えられる．

[10] 乳を激しく揺らすことで乳のミセルが破壊され，油層と水層に分離する．この油層を単離したものがバターである．古代，乳を袋に入れそのまま運搬していたであろうことは想像にかたくなく，意図せずバターがつくられたと考えられる．

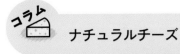

ナチュラルチーズ

　チーズは，乳をウシやヒツジの胃袋に入れて運搬していた際に自然にできたと考えられている．紀元前3500年ごろのメソポタミア地方で，すでに製造されていた痕跡が知られ，世界最古の加工食品と考えられている．紀元前3000年ごろにはエジプトやインドなどでも食されていたことが知られている．現在，チーズは酪農のさかんなヨーロッパを中心に，世界中のそれぞれの地域で，特徴的な原材料と製法で作られている．代表的なチーズを表に示した．

種類	特徴			代表的なチーズと主な産地	
フレッシュ	熟成しない	牛乳		カッテージ	オランダ
				クリーム	アメリカ
		水牛乳		モッツァレラ	イタリア
		ヤギ乳		シェーブル・フレ	フランス
		乳清[*1]	加熱	リコッタ	イタリア
ソフト	熟成〜1ヵ月	牛乳	ウォッシュ[*2]	エポワス	フランス
			白カビ	カマンベール[*3]	フランス
セミハード	熟成3ヵ月〜1年	牛乳		ゴーダ	オランダ
			アオカビ	ゴルゴンゾーラ	イタリア
		ヒツジ乳		ロックフォール	フランス
ハード	熟成半年〜5年	牛乳		チェダー	イギリスアメリカ
				パルメザン[*4]	イタリア
			チーズアイ	エメンタール[*5]	スイス
		脱脂粉乳		エダム	オランダ
		ヒツジ乳		ペコリーノ・ロマーノ[*6]	イタリア

[*1]乳清は，チーズを固める際に生じる液体部分(ホエイ)．これを加熱して残ったタンパク質を凝固させる．
[*2]ウォッシュは，チーズの表面を海水などで洗うこと．この操作でチーズの乾燥が抑えられる．
[*3]カマンベールなどは，白カビを表面に生育させ水分を減らす．
[*4]パスタなどに振りかける粉状のチーズ．本来パルミジャーノ・レッジャーノというが，日本ではパルメザンの名称で普及している．
[*5]エメンタールは，プロピオニバクテリウム属菌を添加し発酵させることで，チーズアイと呼ばれる炭酸ガスの気泡が形成．アニメでも扱われた世界一有名なチーズ．
[*6]ペコリーノ・ロマーノはイタリア最古のチーズといわれている．

酵バターは，バター本来の風味に，ヨーグルトのような酸味と芳香が加わる．

d　パン

　紀元前6000〜4000年ごろのメソポタミア地方で，小麦を粉にして水で溶き薄く

表6 パン種の例

菌叢	パン種	特徴
天然酵母・乳酸菌	ホップス	日本では昭和初期まで利用
	サワー	サワードゥなどに使用
	ルヴァン	フランスの伝統的なパン
	パネトーネ	イタリア・コモ湖周辺地域
天然酵母・麹菌	酒種	日本のあんパンなどに用いる
パン酵母	イースト	日本のパン製造に用いる

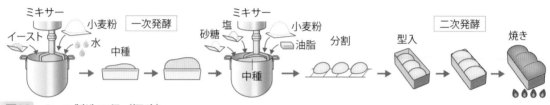

図12 パンの製造工程（概略）

のばして焼いたものを食べていた．この無発酵で作られたピザ状の食べ物がパンの元祖とされている．その後，紀元前3000〜3500年ごろにエジプトで，酵母による発酵パンが誕生した．

現在，パンに用いられているパン種には，天然酵母と呼ばれるサッカロミセス・エクシグース(*S. exigus*)やサッカロミセス・セルビシエなどと乳酸菌(ラクトバシラス・サンフランシスエンシス[*L. sanfranciscensis*]など)の共生菌であるパン種の他，酵母(サッカロミセス・セルビシエなど)とコウジカビ(アスペルギルス・オリゼなど)の共生菌である酒種，または純粋なサッカロミセス・セルビシエであるイースト(パン酵母)などが用いられている．代表的なパン種の例を**表6**に示した．日本のパン製造では，主にイーストが用いられている[11]．パンの製造に用いられる小麦粉には，損傷でんぷん(摩擦などで小麦でんぷんの構造が破壊されたもの)が含まれており，水を含むことで小麦アミラーゼが作用して麦芽糖に変換され，酵母により発酵される．パンの製造工程の概略を**図12**に示した．

e 納 豆

伝統的な納豆は，稲わらに付着する納豆菌(枯草菌の一種)[12]により，煮豆(または蒸し大豆)を発酵させて製造される．納豆製造に用いる稲わらを煮沸することで，雑菌を死滅させ，耐熱性の芽胞を形成する納豆菌だけが残る．この稲わらで大豆をくるみ発酵することで納豆が製造される．

現在では，納豆は，蒸煮大豆(高圧蒸気下で40〜60分蒸した大豆)に，それぞれのメーカーで純粋培養された納豆に適した菌株を，ほぼ無菌的に吹き付けて製造されている．

[11] パンに用いられる代表的な原料は，小麦粉(基本原料)，イースト(発酵用)，砂糖(イーストの栄養源)，塩(グルテン形成促進)，油脂(膨張補助)，イーストフード(イーストの栄養源，主にミネラル分)，乳化剤(膨張補助)である．

[12] 納豆菌　納豆を産生する微生物は，学術的に1900年ごろの研究で*Bacillus natto*という個別の種と考えられていたが，2010年ごろのDNA解析の結果から，枯草菌(*Bacillus subtilis*)のうち納豆の製造に適した系統とされた．現在は*B. subtils ver. natto*と表記される．

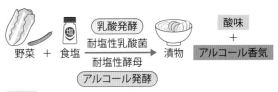

図13 漬物における発酵

f 漬　物

　漬物は，野菜を塩蔵することで自然にできたと考えられることから，その歴史は古く，2000 年以上前から食されていたと思われる．漬物は，基本的には，野菜などを 5～10％の食塩濃度で漬け込み保蔵（塩蔵）することで，雑菌の生育が抑制される．ここに耐塩性の乳酸菌（リューコノストック・メセンテロイデスやラクティプランティバシラス・プランタラム[*Lactiplantibacillus plantarum*][旧ラクトバシラス・プランタラム]など）や耐塩性の酵母（カンジダ・クルセイ[*C. krusei*]やカンジダ・エチェルシー[*C. etchellsii*]など）が生育することで，乳酸発酵やアルコール発酵が起こり酸味やアルコールが生じる（**図13**）．実際には，いくつかの耐塩性菌の発酵の複合で，独特の風味が作られている．

漬物とキムチ

　日本の漬物は，「新漬」，「古漬」，「発酵漬物」に大別される．「新漬」は野菜を塩漬けにした後簡単に調味した漬物で，「古漬」は食塩 15～25％を使って野菜を塩漬けした塩蔵原料を脱塩し，調味液に浸したもの，「発酵漬物」は，5～10％の食塩を含む調味液に浸して発酵させたものである．

　漬物の国内生産では，1997 年以来，キムチがもっとも多く，漬物全体のおおよそ 4 分の 1 になる．白菜キムチがその大半を占めている．日本式のキムチは，野菜にキムチ風味のタレを加えて保蔵したものが主流であり，「新漬」に該当すると考えられる．野菜に塩・唐辛子・ニンニクなどを加えて発酵させた韓国式のキムチとは異なり，キムチ（KIMUCHI）とキムチ（KIMCHI/김치）と区別される場合もある．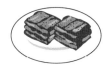

3 発酵調味料

a み　そ

　みそは，主な原料である大豆と塩に，麹（コウジカビを生育させた米，大麦またははだか麦，大豆）を加えて発酵させたものである．みその発酵に関与する主な微生物は，塩濃度が 5～20％と高濃度になるため，耐塩性のコウジカビ（アスペルギルス・オリゼなど，種麹）に加え，酵母（チゴサッカロミセス・ルーキシィ[*Zygosaccharomyces rouxii*]，カンジダ・バーサチルス[*C. versatilis*]など）と乳酸菌（テトラジェノコッカ

ス・ハロフィルス［*Tetragenococcus balophilus*］）などになる．みその製造方法の概略を**図14**に示した．

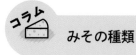

みその種類

　みその主たる原材料は大豆と塩になるが，麹の由来に米，麦（大麦または裸麦），大豆の3つがあり，それぞれ米みそ，麦みそ，豆みそに分類される．また，発酵期間の長さによっても分類され，発酵期間が短いと大豆の色が残り，白色～淡い黄色を呈するが，発酵期間が長くなると褐変反応が進行し茶褐色となる．それぞれ白みそ，赤みそと呼ばれるが，その程度は地方独特であり，境界は明確ではない．

　大豆に対して麹を添加する割合が多いと甘口になり，少ないと辛口になる．また，塩分量が多ければ辛く（辛口），少なければ甘く（甘口）なるが，発酵期間が長いものは，保存性を高めるため塩分濃度が高くなる傾向にある．

麹	味	色	麹の割合*	塩分（%）	主な産地
米	甘口	白	15～30	5～7	近畿，山陽，香川
		赤	12～20	5～7	東京
		淡色	8～15	7～12	静岡，北陸，九州
		赤	10～15	11～13	徳島
	辛口	淡色	5～10	11～13	関東甲信越
		赤	5～10	11～13	関東甲信越，東北，北海道
麦	甘口	淡色	15～25	9～11	四国，中国
	辛口	赤	5～10	11～13	九州
豆	-	-	-	10～12	中京3県

*麹の割合は使用する大豆の量を10としたときに加える麹量．

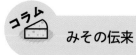

みその伝来

　紀元前1000年～1100年ごろの中国（殷王朝の末期から周王朝の初期にかけての時代）で，肉や魚を塩漬けにした発酵食品が生産されていた．これを醤（ジャン，日本語では「ひしお」）といい，みその原型とされている．紀元前100年～200年ごろには，豆を使った醤が生産され（穀醤・豆鼓），500～600年ごろには麹が加えられ安定的な製造が実現されていた．このころ，中国や朝鮮半島から穀醤の生産技術が日本に伝わり「未醤」と表現された．その後，主たる原材料も大豆，米，麦など多種多様になり，日本独自に発展し，平安時代には「味噌」といわれるようになった．

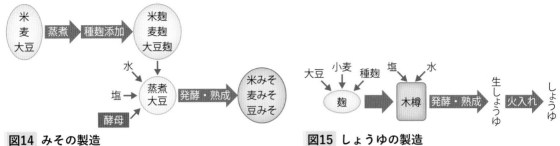

図14 みその製造　　　　　　　　　　　　　　**図15 しょうゆの製造**

b しょうゆ

　現在のしょうゆは，主な原料である大豆，小麦，塩に，麹を加えて発酵させたものである．しょうゆの発酵に関与する主な微生物は，塩濃度が 10～20％と高濃度になるため，耐塩性のコウジカビ(アスペルギルス・オリゼまたはアスペルギルス・ソーヤ *A. sojae*)，酵母(チゴサッカロミセス・ルーキシィ，カンジダ・バーサチルス，カンジダ・エチェルシーなど)と乳酸菌(テトラジェノコッカス・ハロフィルス)などになる．しょうゆの製造方法の概略を**図 15**に示した．

しょうゆの歴史

　　1300～1400 年ごろ，みその生産において，発酵が進みすぎて液化し，樽の底にたまった汁(溜)を，調味料として利用するようになった．この溜を生産するため，大豆と小麦の麹が用いられるようになり，みそとは独立して発展し，しょうゆと呼ばれるようになった．しょうゆは，江戸時代になってさかんに生産されるようになった．

c 酢

　代表的な米酢は，日本酒を製造した後，酢酸菌の一種(アセトバクター・パスツリアヌス[*Acetobacter pasteurianus*])を加え発酵・熟成させて製造される．400 年ごろに，酒の製造方法とともに，酢の製造方法が中国から伝わったと考えられている．奈良時代には貴族の間で調味料として普及し，鎌倉時代ごろに一般に普及した．

d みりん

　みりんは，単純には発酵の進んだ麹(麹菌の添加後，日本酒より長期間発酵させて糖化を進めたもち米)に，14％程度のアルコール濃度となるように焼酎を添加して発酵を停止させたものである．戦国時代であった 1500 年ごろ，中国(明)から甘い酒として伝わり，江戸時代に普及した．

練習問題

以下の文章について正しいものには○，誤っているものには×をつけよう．

Q1 病原菌などは，通常5℃以下では生育が抑えられ，70℃以上になると死滅する．このため，冷蔵庫できっちりと保管すれば微生物汚染の心配はない．

Q2 微生物は冷凍すると死滅するため，24時間以上冷凍しておけば，解凍後も微生物が増殖することはない．

Q3 ジャムなどでは，高濃度の砂糖により水分活性が高くなっているため，微生物が生育しにくく，比較的長期の保存が可能である．

Q4 非好塩性菌である一般的な細菌・カビ・酵母などは，普通の生物と同様に，塩濃度が1.2％以上でないと生育できない．

Q5 pHの低い酢も微生物の発酵でつくられるため，微生物の生育にはpHは影響しないと考えられる．

Q6 ビールは，大麦などに含まれるでんぷんが，微生物により，直接，アルコールに変換されたものである．

Q7 ヨーグルトは，牛乳などの乳の保蔵中に混在した酵母により発酵したものである．

Q8 プロセスチーズでは，発酵に関与する微生物が生育しているため，保蔵中に風味が変化していく．

Q9 みその原型は肉や魚などの塩漬けが発酵したものであるが，高濃度の塩が加えられることで特定の微生物が生育してみそができた．

Q10 しょうゆは，もともとみそから派生したものであるが，発酵に関与する微生物がまったく異なるため，液状になったものである．

7 バイオテクノロジー

バイオテクノロジー技術とは，1973 年にアメリカのコーエン(S. N. Cohen，1935〜)とボイヤー(H. W. Boyer，1936〜)が，大腸菌の環状 DNA(プラスミド)に制限酵素[1]を用いて，別の DNA を組み込み，複製させることに成功した[2]ことがきっかけとなり，それまで，交配，突然変異，スクリーニングなどによって行われていた農作物や微生物などの改変が，人為的に行われるようになった技術のことである．この技術とそれに関連する技術の発達により，それまで産業的に非常にむずかしいと考えられていた物質の生産や，特異的な性質をもった農作物の生産に成功している．

現在，バイオテクノロジーといわれるものは，遺伝子組換え技術が必ずしも用いられているわけではないが，この遺伝子組換えがきっかけとなって発展したさまざまな技術と，これまでの発酵技術などが組み合わされてさまざまな物質が生産されるようになっている．

[1] 制限酵素　DNA の特異的な配列部分を切断したり結合したりできる酵素．

[2] 遺伝子組換え技術といわれている．

Ⓐ 発酵による有用物質の生産

学習のポイント

- グルタミン酸は，微生物を用いた発酵法で生産され，イノシン酸やグアニル酸は，微生物を用いた発酵法と酵素反応を組み合わせて生産されている．
- 異性化糖は，でんぷんを原料として，微生物より抽出された 3 つの酵素による反応で生産される．

1 うま味

1907 年に池田菊苗(1864〜1936)により，世界ではじめて，**うま味成分**を構成する物質として，昆布の抽出液から**グルタミン酸**が発見された．さらに，1913 年に小玉新太郎(1885〜1923)により，かつお節のうま味成分を構成する物質として**イノシン酸**が，1960 年には国中明(1928〜2013)によりシイタケのうま味成分を構成する物質として**グアニル酸**が発見された．グルタミン酸はアミノ酸系のうま味成分であり，イノシン酸やグアニル酸は核酸系のうま味成分である(**図 1**)．これらに加え，有機酸系のうま味成分を構成する物質として，貝から**コハク酸**が発見されている．

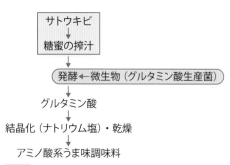

図1 うま味成分の例

表1 うま味成分を構成する物質

分類	うま味物質
アミノ酸系	グルタミン酸，アスパラギン酸
核酸系	イノシン酸，グアニル酸，アデニル酸
有機酸系	コハク酸

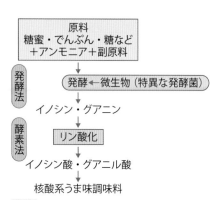

図2 アミノ酸系うま味調味料の製造方法　　**図3** 核酸系うま味調味料の製造

うま味成分を構成する物質を**表1**にまとめた．

　調味料としてのグルタミン酸のナトリウム塩[3]は，当初，昆布からの抽出法で生産されていたが，1950年代にグルタミン酸を分泌する微生物（グルタミン酸生産菌，コリネバクテリウム・グルタミカム[*C. glutamicum*]）が発見され，発酵法により高収率でグルタミン酸が生産されるようになった（**図2**）．イノシン酸ナトリウムやグアニル酸ナトリウムは，特定の微生物（バシラス属菌）を用いた発酵法により生産されたイノシンやグアニンにピロリン酸を加え，微生物（腸内細菌科に属する細菌など）に由来するホスホトランスフェラーゼを用いた酵素法でイノシン酸やグアニル酸に変換する方法で生産されている（**図3**）．

[3] グルタミン酸ナトリウムは英語式にグルタミン酸ソーダとも呼ばれる．アメリカでは mono-sodium glutamate（MSG）と表記される．中国を中心としたアジア地域で圧倒的に消費されている．

2 異性化糖

　異性化糖は，トウモロコシでんぷん（コーンスターチ）を原料としてつくられる甘味料である．1965年に放線菌（ストレプトミセス属菌[*Streptomyces* sp.]）のグルコースイソメラーゼを用いて，グルコース（ブドウ糖）の一部をフルクトース（果糖）に変換する技術が日本で開発され，1970年代に安価なコーンシロップから，バシラス属菌由来のα-アミラーゼ，リゾプス属菌（*Rhizopus* sp.）由来やアスペルギルス属菌由来のグルコアミラーゼなどを用いて製造されたグルコースの溶液に，ストレプトミセス属菌由来のグルコースイソメラーゼを作用させて，ショ糖とほぼ同じ甘さを

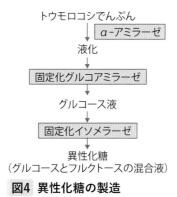

図4 異性化糖の製造

もつグルコースとフルクトースの混合液を生産する技術が実用化された（**図4**）.

キューバ革命と異性化糖

　砂糖の主成分はショ糖であるが，グルコースから，グルコースイソメラーゼを用いて，ショ糖と同等の甘さをもつ異性化糖（グルコースとフルクトースの混合物）を製造する技術は，国際特許が取得された．この特許の使用契約がアメリカの食品会社との間で締結されたことをきっかけに，さらに世界の数社と契約が締結され，異性化糖の利用が，世界中に展開された.

　1960年までアメリカはその影響下にあったキューバで安価な砂糖を生産していた．1960年当時，キューバは世界の砂糖の約12％を生産していた．1958年にキューバで社会主義革命が勃発，1961年にアメリカとキューバの国交は断絶された．これが原因で砂糖の国際価格は上昇し，1974年に最高値を更新，1960年の約5倍の価格となった．これが理由で，安価なコーンシロップから製造できる砂糖の代替品である異性化糖にアメリカが飛びつき，世界的に普及するきっかけになった.

異性化糖について

　砂糖の主成分であるショ糖(スクロース)は，グルコースとフルクトースが化学的に結合(グリコシド結合)したものであるが，グルコースとフルクトースがほぼ等量混合することでもショ糖と同様の甘みが感じられることが発見された．異性化糖は，グルコースとフルクトースの混合液であるが，含有するグルコースとフルクトースの割合により，フルクトース(果糖)が多い場合には果糖ブドウ糖液糖，グルコース(ブドウ糖)が多い場合にはブドウ糖果糖液糖とも呼ばれる．現在，もっとも使用されている異性化糖は55％の果糖が含まれるHFCS55(果糖ブドウ糖液糖)になる．

HFCS55：high-fructose corn syrup 55

B 遺伝子の検出技術

学習のポイント

- ウェスタンブロッティング法は，目的とするタンパク質を電気泳動法で分離し，このタンパク質を膜に転写した後，抗体により検出する方法である．
- PCR法は，目的とするDNAをDNAポリメラーゼにより大量に複製し検出する方法である．

　食品に含まれるアレルギー物質の定性的な検査法には，ウェスタンブロッティング法やPCR法がある．卵，乳についてはウェスタンブロッティング法が，小麦，蕎麦，エビ，カニ，落花生についてはPCR法が用いられる．

1 ウェスタンブロッティング法

　ウェスタンブロッティング法は，電気泳動のすぐれた分離能と抗原抗体反応の高い特異性を組み合わせて，タンパク質混合物から特定のタンパク質を検出する手法である(**図5**)．電気泳動で分離したタンパク質を，抗体により検出するため，検出の精度が上がる．

　図5に示したように，SDS-PAGEや等電点電気泳動，二次元電気泳動後のゲルから，タンパク質を電気的に転写用の膜に移動・固定化して転写された膜(ブロット)を作製する(Step 1)．転写された膜に，目的タンパク質に特異的な抗体を反応させ(Step 2)，この抗体に結合する標識した抗体で検出する(Step 3)．標識には酵素を用いる方法や，蛍光色素を用いる方法などがある．

SDS-PAGE：sodium-dodecyl-sulfate-poly-acrylamide gel electrophoresis

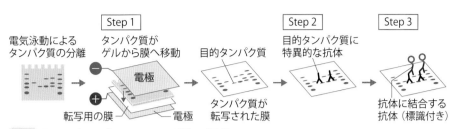

図5 ウェスタンブロッティング法の原理

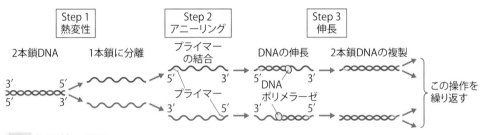

図6 PCR法の原理

2 PCR法

　PCR法はDNA配列上の特定の領域(目的領域)を,耐熱性DNAポリメラーゼを用いて増幅させる方法である(**図6**).ターゲットとするごく微量のDNAから,数百万個のコピーを短時間で増幅する.PCR法では,鋳型である2本鎖DNAを熱によって1本鎖に分離する(94~96℃)(変性)(Step 1).温度を下げて1本になったDNAに,プライマーと呼ばれる短いDNAを標的DNAの先頭領域に結合させる(アニーリング)(Step 2).耐熱性DNAポリメラーゼが各プライマーを起点に5′→3′方向に鋳型の相補的DNAの伸長反応を行うことで,2本鎖DNAが複製される(伸長)(Step 3).このStep 1からStep 3を25~35回繰り返すことで,目的とするDNA領域が指数関数的に複製(増幅)され,電気泳動で検出される.

 ## 遺伝子組換え食品

学習のポイント

- 遺伝子組換え食品では,チーズ製造用のレンネット,害虫抵抗性や除草剤耐性のあるトウモロコシ,ナタネ,大豆,高オレイン酸含有の大豆などが流通している.
- 遺伝子組換え食品を食品に用いた場合,表示の義務がある.

1 遺伝子組換えレンネット

　1973 年に開発されたプラスミドをベクター[4]とした遺伝子組換え技術により，大腸菌や酵母で有用なタンパク質を生産する方法が発展した．レンネットを遺伝子組み換えにより製造する例を**図7**に示した．この場合，目的とするタンパク質を生産するための遺伝子とプラスミドを同じ制限酵素を用いて切り取る(Step 1)．切断した遺伝子の断片とプラスミドを混合し，DNA リガーゼ[5]を用いて遺伝子の断片とプラスミドを結合させる(Step 2)．このプラスミドをベクターとして大腸菌や酵母などの宿主に組み込み，これらの菌を培養することで目的のタンパク質を大量に生産する(Step 3)．

　チーズの生産に用いられるレンネット[6]は，日本では食品添加物として取り扱われている．レンネットは，動物由来レンネット，微生物由来レンネット，遺伝子組換えレンネットの3つに分けられる．

　動物由来レンネットは，ウシ，ヒツジ，ヤギなどの偶蹄目(ぐうていもく)の動物の，哺乳期間中の第4胃に存在するプロテアーゼの混合物であり，これらの胃から抽出したものが用いられている．

　レンネットに代わる凝乳酵素として，酵母や糸状菌などの微生物から凝乳作用のあるプロテアーゼが発見され，動物由来レンネットよりも安価であったこともあり，微生物由来レンネットとして広く利用されるようになった．しかしながら，作用部位が異なることから，チーズの味がわずかに異なっている．

　このような問題を解決するために，遺伝子組み換えの技術を使ってウシ由来キモシンが動物由来レンネットとして製造されるようになった．日本では，1994 年にチーズ製造用の食品添加物として使用が認可され，遺伝子組換え技術利用食品の第1号となった．ウシキモシンの遺伝子を発現する宿主が，大腸菌，酵母，クロコウジカビ(アスペルギルス・ニガー[*A. niger*])の3種で実用化されている．

2 遺伝子組換え農産物

a アグロバクテリウムを用いた植物遺伝子の改変技術

　農作物を含む植物に異種の遺伝子を組み込み形質転換する方法が，1980 年代になって開発されている．土壌細菌であるアグロバクテリウム[7]は，植物への感染力

[4] ベクター　運び屋の意味で，DNA を挿入するための媒体のこと．

[5] DNA リガーゼ　DNA 鎖の末端同士をリン酸ジエステル結合でつなぐ酵素．

[6] レンネット　レンネットに含まれる主な酵素成分はキモシンで，残りはペプシンになる．キモシンは，乳タンパク質のうち κ-カゼインの 105 番目のフェニルアラニンと 106 番目のメチオニンの間を切断し，凝乳を導く．

[7] アグロバクテリウム *Agrobacterium tumefaciens* とされていたが，2001 年に *Rhizobium radiobacter* に統合された．

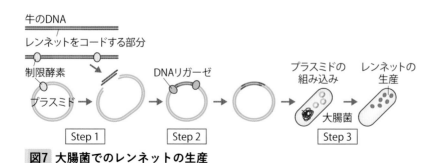

図7 大腸菌でのレンネットの生産

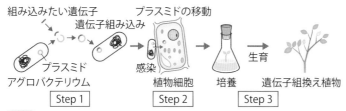

図8 アグロバクテリウムを用いた植物の形質変換

をもち，感染すると，植物に自分のもつプラスミド DNA の一部を植物ゲノム遺伝子の中に組み込むことができる．1982 年にアグロバクテリウムを使って植物に遺伝子を組み込む方法が開発された（**図 8**）．この方法では，まずアグロバクテリウムのプラスミドに，植物に組み込みたい遺伝子を組み込む（Step 1）．このアグロバクテリウムを植物に感染させ，プラスミドを植物細胞に挿入する（Step 2）．目的の遺伝子が組み込まれたプラスミドをもつ植物細胞を培養し，目的の植物へと生育させる（Step 3）．この方法が発展し，農作物に，除草剤への耐性や病害虫への耐性など，いくつかの形質を組み込むことに成功し，一部で実用化されている．

b　日本における遺伝子組換え食品の現状

　日本で安全性が確保され，流通が認められている遺伝子組換え食品は，2022 年 3 月時点で，トウモロコシ，ナタネ，大豆，ワタ，アルファルファ，テンサイ，ジャガイモ，パパイヤ，カラシナの 9 品目で，遺伝子組換え農作物としてバラとカーネーションの 2 品目がある（**図 9**）．遺伝子組換え食品は食品としての流通が認められたものであり，遺伝子組換え農作物は，農作物として国内での栽培や流通が認められたものである．2020 年 3 月時点で，日本国内において遺伝子組換え農作物の実用栽培（試験栽培を除く）は，観賞用バラのみ実施されている．

3 | 遺伝子組換え食品の表示

　安全性審査を経て流通が認められた遺伝子組換え農産物と，それを原材料とした加工食品について表示の義務がある．これを**表 2** にまとめた．

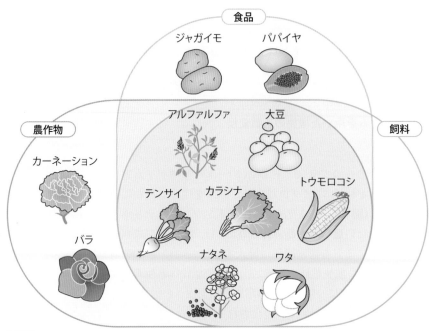

図9 日本で認可されている遺伝子組換え食品・農作物

表2 遺伝子組換え食品の表示

食品	表示
遺伝子組換え農産物またはそれを利用した加工食品	（表示義務）遺伝子組換え農産物である旨を表示
遺伝子組換えかどうか区別していない農産物 またはそれを利用した加工食品	（表示義務）遺伝子組換え農産物と非遺伝子組換え農産物が分別されていない旨を表示
明確に遺伝子組換えでない農産物であるが，意図しない遺伝子組換え農作物が5％を超えて含まれるまたはそれを利用した加工食品	（表示義務）遺伝子組換え農産物と非遺伝子組換え農産物が分別されていない旨を表示
明確に遺伝子組換えでない農産物であるが，意図しない遺伝子組換え農作物が5％以下で含まれるまたはそれを利用した加工食品	**大豆・トウモロコシ以外の農作物** （表示義務）遺伝子組換え農産物と非遺伝子組換え農産物が分別されていない旨を表示
	大豆・トウモロコシ （任意表示）適切に分別生産流通管理された旨の表示が可能.「遺伝子組換えでない」「非遺伝子組換え」などの表示は不可
明確に遺伝子組換えでない農産物で，遺伝子組換え農作物の混入が認められないもの，またはそれを利用した加工食品	（任意表示）「遺伝子組換えでない」「非遺伝子組換え」などの表示が可能
遺伝子組換えトウモロコシ，大豆，ナタネ，ワタを利用した食用油	遺伝子組換え農作物である表示の義務なし （任意表示）高オレイン酸含有大豆を使用した旨

練習問題 ○×

以下の文章について正しいものには○，誤っているものには×をつけよう．

Q1 かつお節のうま味成分であるグルタミン酸は，日本で発見された．

Q2 現在では，グルタミン酸は，主にサトウキビなどを原料として，グルタミン酸生産菌を用いた発酵法で製造されている．

Q3 うま味成分には，酢酸などの有機酸も含まれる．

Q4 砂糖とほぼ同じ甘さをもつ異性化糖を安価なでんぷんから製造する技術は，アメリカで開発され，日本で実用化された．

Q5 異性化糖は，グルコースとフルクトースがグリコシド結合したものである．

Q6 日本では遺伝子組換え食品の流通は認められていない．

Q7 植物の遺伝子を改変する場合，目的とするプラスミドをもつ大腸菌や酵母などを，植物に感染させる．

Q8 アレルゲンなどを検出する場合，ごく微量のタンパク質があればPCR法で増幅して検出が可能である．

Q9 遺伝子を組み換えたワタから製造された綿実油には，遺伝子組換え農作物を用いた旨の表示義務がある．

付表

付表1 感染症法における感染症の分類

(2023年11月1日)

感染症類型		対象疾患
1類感染症		エボラ出血熱，クリミア・コンゴ出血熱，痘瘡，南米出血熱，ペスト，マールブルグ病，ラッサ熱
2類感染症		急性灰白髄炎，結核，ジフテリア，重症急性呼吸器症候群(病原体がコロナウイルス属SARSコロナウイルスであるものに限る)，中東呼吸器症候群(病原体がベータコロナウイルス属MERSコロナウイルスであるものに限る)，鳥インフルエンザ(H5N1，H7N9)
3類感染症		コレラ，細菌性赤痢，腸管出血性大腸菌感染症，腸チフス，パラチフス
4類感染症		E型肝炎，ウエストナイル熱，A型肝炎，エキノコックス症，黄熱，エムポックス，オウム病，オムスク出血熱，回帰熱，キャサヌル森林病，Q熱，狂犬病，コクシジオイデス症，ジカウイルス感染症，重症熱性血小板減少症候群(病原体がフレボウイルス属SFTSウイルスであるものに限る)，腎症候性出血熱，西部ウマ脳炎，ダニ媒介脳炎，炭疽，チクングニア熱，つつが虫病，デング熱，東部ウマ脳炎，鳥インフルエンザ(鳥インフルエンザ(H5N1およびH7N9)を除く)，ニパウイルス感染症，日本紅斑熱，日本脳炎，ハンタウイルス肺症候群，Bウイルス病，鼻疽，ブルセラ症，ベネズエラウマ脳炎，ヘンドラウイルス感染症，発疹チフス，ボツリヌス症，マラリア，野兎病，ライム病，リッサウイルス感染症，リフトバレー熱，類鼻疽，レジオネラ症，レプトスピラ症，ロッキー山紅斑熱
5類感染症	全数報告対象	アメーバ赤痢，ウイルス性肝炎(E型肝炎およびA型肝炎を除く)，カルバペネム耐性腸内細菌目細菌感染症，急性弛緩性麻痺(急性灰白髄炎を除く)，急性脳炎(ウエストナイル脳炎，西部ウマ脳炎，ダニ媒介脳炎，東部ウマ脳炎，日本脳炎，ベネズエラウマ脳炎およびリフトバレー熱を除く)，クリプトスポリジウム症，クロイツフェルト・ヤコブ病，劇症型溶血性レンサ球菌感染症，後天性免疫不全症候群，ジアルジア症，侵襲性インフルエンザ菌感染症，侵襲性髄膜炎菌感染症，侵襲性肺炎球菌感染症，水痘(入院例に限る)，先天性風疹症候群，梅毒，播種性クリプトコックス症，破傷風，バンコマイシン耐性黄色ブドウ球菌感染症，バンコマイシン耐性腸球菌感染症，百日咳，風疹，麻疹，薬剤耐性アシネトバクター感染症
	定点報告対象	RSウイルス感染症，咽頭結膜熱，A群溶血性レンサ球菌咽頭炎，感染性胃腸炎，水痘，手足口病，伝染性紅斑，突発性発疹，ヘルパンギーナ，流行性耳下腺炎，インフルエンザ(鳥インフルエンザおよび新型インフルエンザ等感染症を除く)，新型コロナウイルス感染症(病原体がベータコロナウイルス属のコロナウイルス(令和2年1月に中華人民共和国から世界保健機関に対して，人に伝染する能力を有することが新たに報告されたものに限る)であるものに限る)，急性出血性結膜炎，流行性角結膜炎，性器クラミジア感染症，性器ヘルペスウイルス感染症，尖圭コンジローマ，淋菌感染症，感染性胃腸炎(病原体がロタウイルスであるものに限る)，クラミジア肺炎(オウム病を除く)，細菌性髄膜炎(髄膜炎菌，肺炎球菌，インフルエンザ菌を原因として同定された場合を除く)，マイコプラズマ肺炎，無菌性髄膜炎，ペニシリン耐性肺炎球菌感染症，メチシリン耐性黄色ブドウ球菌感染症，薬剤耐性緑膿菌感染症
指定感染症		該当なし
新型インフルエンザ等感染症		該当なし

付表2 日本の定期/臨時/任意予防接種スケジュール（全年齢）（2023年10月1日現在）

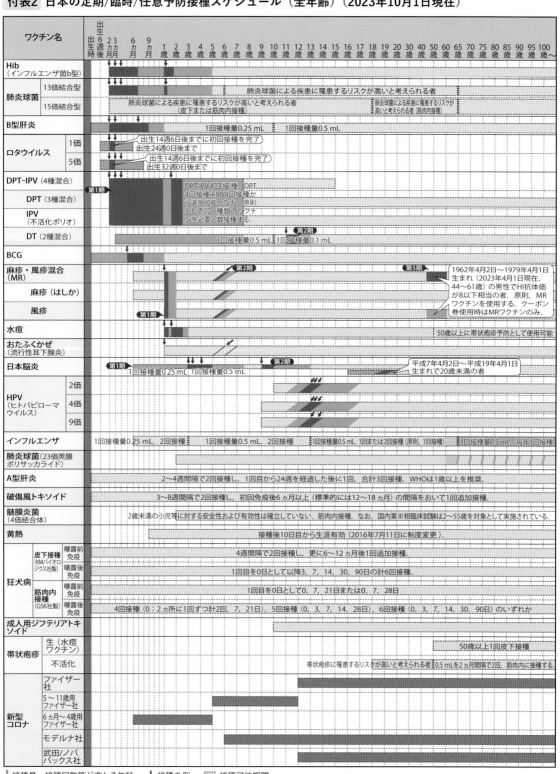

接種量・接種回数等が変わる年齢　↓ 接種の例　接種可能期間

A類定期接種対象期間　A類定期接種（標準的な接種期間（ロタウイルスワクチンについては，初回接種の推奨期間））

B類定期接種対象期間（一部の基礎疾患を有する者）　B類定期接種対象期間　臨時接種

［国立感染症研究所：予防接種スケジュールをもとに作成］

付表3 培地の組成の例（精製水1,000 mLに添加する量）

標準寒天培地

カゼインペプトン	5.0 g
酵母エキス	2.5 g
ブドウ糖	1.0 g
寒天	15.0 g

デオキシコーレート寒天培地

ペプトン	10.0 g
乳糖	10.0 g
塩化ナトリウム	5.0 g
クエン酸鉄アンモニウム	2.0 g
デオキシコール酸ナトリウム	1.0 g
ニュートラルレッド	0.033 g
リン酸水素カリウム	2.0 g
寒天	15.0 g

BCP加プレートカウント寒天培地

酵母エキス	2.5 g
ペプトン	5.0 g
ブドウ糖	1.0 g
ポリソルベート80	1.0 g
L-システイン	0.1 g
ブロモクレゾールパープル	0.04 g
寒天	15.0 g

モーゼル腸内細菌増菌ブイヨン培地（液体）

ゼラチン製ペプトン	10.0 g
ブドウ糖一水和物	5.0 g
乾燥ウシ胆汁	20.0 g
リン酸二水素カリウム	2.0 g
リン酸水素二ナトリウム十二水和物	8.0 g
ブリリアントグリーン	15 mg

BGLB培地（液体）

ペプトン	10 g
乳糖	10 g
ウシ胆汁末	20 g
ブリリアントグリーン	0.0133 g

マッコンキー寒天培地

ゼラチン製ペプトン	17.0 g
ペプトン（肉製およびカゼイン製）	3.0 g
乳糖一水和物	10.0 g
塩化ナトリウム	5.0 g
胆汁酸塩	1.5 g
ニュートラルレッド	30 mg
クリスタルバイオレット	1 mg
寒天	13.5 g

マンニット食塩寒天培地

カゼイン製ペプトン	5.0 g
肉製ペプトン	5.0 g
ウシ肉エキス	1.0 g
D-マンニトール	10.0 g
塩化ナトリウム	75.0 g
フェノールレッド	25 mg
寒天	15.0 g

セトリミド寒天培地

ゼラチン製ペプトン	20.0 g
塩化マグネシウム	1.4 g
硫酸カリウム	10.0 g
セトリミド	0.3 g
グリセリン	10.0 mL
寒天	13.6 g

ACブイヨン培地（液体）

ペプトン	20.0 g
酵母エキス	5.0 g
クエン酸ナトリウム	10.0 g
ブドウ糖	5.0 g
食塩	5.0 g
リン酸二水素カリウム	4.0 g
リン酸水素二カリウム	1.5 g
アジ化ナトリウム	0.25 g

ECS寒天培地

膵消化カゼインペプトン	17.0 g
動物組織-ペプシン消化ペプトン	3.0 g
酵母エキス	5.0 g
ウシ胆汁末	10.0 g
塩化ナトリウム	5.0 g
エスクリン	1.0 g
クエン酸鉄アンモニウム	0.5 g
アジ化ナトリウム	0.25 g
クエン酸塩	1.0 g
寒天	15.0 g

ポテトデキストロース寒天培地

ジャガイモ浸出液	200 g
ブドウ糖	20.0 g
寒天	15.0 g

サブロー寒天培地

ブドウ糖	40.0 g
ペプトン（肉製とカゼイン製を1：1で混合する）	10.0 g
寒天	15.0 g

（つづき）

X-gal寒天培地

ペプトン	15.0 g
酵母エキス	5.0 g
ピルビン酸ナトリウム	1.0 g
塩化ナトリウム	5.0 g
リン酸一水素ナトリウム	2.0 g
硝酸カリウム	1.0 g
ラウリル硫酸ナトリウム	0.15 g
X-gal	0.15 g
寒天	15.0 g

VRBG寒天培地

酵母エキス	3.0 g
ゼラチン製ペプトン	7.0 g
胆汁酸塩	1.5 g
塩化ナトリウム	5.0 g
ブドウ糖一水和物	10.0 g
寒天	15.0 g
ニュートラルレッド	30 mg
クリスタルバイオレット	2 mg

Ottaviani and Agosti リステリア寒天培地

動物組織酵素分解産物	18 g
カゼイン酵素分解産物	6 g
酵母エキス	10 g
ピルビン酸ナトリウム	2 g
ブドウ糖	2 g
グリセロリン酸ナトリウム	1 g
硫酸マグネシウム（無水）	0.5 g
塩化ナトリウム	5 g
塩化リチウム	10 g
リン酸水素二ナトリウム（無水）	2.5 g

強化クロストリジア培地

ウシ肉エキス	10.0 g
ペプトン	10.0 g
酵母エキス	3.0 g
溶性デンプン	1.0 g
ブドウ糖一水和物	5.0 g
システイン塩酸塩	0.5 g
塩化ナトリウム	5.0 g
酢酸ナトリウム	3.0 g
寒天	0.5 g

コロンビア寒天培地

カゼイン製ペプトン	10.0 g
肉浸出物ペプシン消化物	5.0 g
心筋浸出物のパンクレアチン消化物	3.0 g
酵母エキス	5.0 g
トウモロコシデンプン	1.0 g
塩化ナトリウム	5.0 g
寒天（ゲル強度にしたがって）	10.0〜15.0 g

5-ブロモ-4-クロロ-3-インドリル-β-D-グルコピラノシド	0.05 g
寒天	12〜18 g
ナリジクス酸溶液	5 mL
セフタジジム溶液	5 mL
ポリミキシンB溶液	5 mL
シクロヘキシミド溶液	5 mL
L-α-ホスファチジルイノシトール溶液	50 mL

XLD寒天培地

キシロース	3.5 g
L-リシン	5.0 g
乳糖一水和物	7.5 g
白糖	7.5 g
塩化ナトリウム	5.0 g
酵母エキス	3.0 g
フェノールレッド	80 mg
寒天	13.5 g
デオキシコール酸ナトリウム	2.5 g
チオ硫酸ナトリウム	6.8 g
クエン酸アンモニウム鉄(Ⅲ)	0.8 g

TCBS寒天培地

カゼインペプトン	5.0 g
肉ペプトン	5.0 g
酵母エキス	5.0 g
クエン酸ナトリウム	10.0 g
チオ硫酸ナトリウム	10.0 g
ウシ胆汁末	5.0 g
コール酸ナトリウム	3.0 g
白糖	20.0 g
塩化ナトリウム	10.0 g
クエン酸鉄(Ⅲ)	1.0 g
チモールブルー	0.04 g
ブロモチモールブルー	0.04 g
寒天	14.0 g

練習問題解答

1章

Q1 ○：細菌，真菌，原虫，ウイルスをあわせて微生物という．

Q2 ×：細菌は核膜をもたない原核生物である．

Q3 ×：真菌は核膜をもった真核生物である．

Q4 ×：ウイルスは核酸とタンパク質からなる高分子である．

Q5 ○：レーウェンフックは顕微鏡を開発し，ヒトの赤血球，精子，細菌などをはじめて観察した．

Q6 ○：パスツールが炭疽，狂犬病，ニワトリコレラなどのワクチンによる予防接種を開発した．

Q7 ○：コッホは，患者から病原菌の炭疽菌，結核菌やコレラ菌を分離して純粋培養した．

2章

Q1 ×：0.01 µm から 100 µm．

Q2 ○

Q3 ×：酸素があってもなくても生育できる．

Q4 ×：真空パックでは，酸素がなくなるため，偏性嫌気性菌は生育しやすくなる．

Q5 ×：ある程度，水分活性が高くないと生育できない．

Q6 ○

Q7 ×：トランスポーターや受容体は細胞表層に存在する．

Q8 ×：リポ多糖はグラム陰性菌の細胞表層に存在する．

Q9 ×：グルコースは輸送タンパク質を用いた受動輸送である．

Q10 ×：α 型か β 型でなく，遺伝情報を担う遺伝子が DNA か RNA かで分類される．

Q11 ×：単細胞の真核生物である．

Q12 ×：1 度の分裂で 2 個体になる．

Q13 ○

Q14 ×：DNA のそれぞれの鎖を鋳型にして，同じ 2 本鎖 DNA が 2 組できる．

Q15 ×：ウイルスは単独では増殖できない．

Q16 ×：グルコースの代謝は，細胞内の細胞質で行われる．

Q17 ○

Q18 ×：酸素を用いるのは好気呼吸である．

Q19 ○

Q20 ×：大腸菌の一部も行う．

3章

Q1 ○：病原体の毒力はさほど強くなく，健康人では発症しなくても，免疫力の低下した宿主では感染症を起こす場合がある．

Q2 ○：食中毒は，食品摂取から起こる急性または亜急性の胃腸炎，神経症状で，医学的に独立した疾病ではない．

Q3 ○：細菌性食中毒は 3 つに分類される．感染型食中毒は生菌の摂取により細菌が体内で繁殖して食中毒となる．毒素型食中毒は細菌の産生する毒素が原因であり細菌の生存は必要ない．

Q4 ×：グラム陰性菌の細胞壁成分であるリポ多糖は，内毒素と呼ばれ，菌の破壊で菌体外に放出されて発熱作用やマクロファージの活性化など，多彩な生理活性を有する物質である．

Q5 ○：ウイルスは核酸とタンパク質からなる高分子であり，他の微生物とは立ち居振る舞いが異なる．細胞内に侵入し，自己複製を繰り返す偏性細胞内寄生体である．

Q6 ○：体外からの異物や自己の老廃物を貪食して消化・殺菌する細胞としてはマクロファージと好中球がある．これらの白血球を総称して食細胞という．

Q7 ×：細胞性免疫と液性免疫は，ヘルパーT細胞から誘導されるサイトカインの種類により他方の免疫応答を抑制するため，どちらか一方が優位になる．

Q8 ×：胎盤を通過できる唯一の抗体はIgGである．抗原刺激で初期に産生される抗体がIgMである．

Q9 ○：ヘルパーT細胞が抗原提示を受けてIFN-γが分泌されることでマクロファージや細胞傷害性T細胞が活性化して免疫応答するのが細胞性免疫である．臓器移植では，他人の臓器は生体にとっては異物であり，排除の対象となる．初期の拒絶反応には細胞性免疫である細胞傷害性T細胞が関与する．

Q10 ○：ワクチンは，特定の感染症の発症予防に有効な抗原をあらかじめ人為的に接種することで免疫を誘導するので，特異的能動免疫といわれる．これに対して，すでに発症している患者に病原体や毒素に対する免疫血清を投与する血清療法は，受動免疫といわれる．

4章

Q1 ○：世界三大感染症である結核，AIDS，マラリアなどは，今なお甚大な被害をもたらしている．

Q2 ×：抗微生物化学療法薬の長期使用により多剤耐性菌の出現や菌交代症を起こす機会が多くなり，注意が必要である．

Q3 ○：「コッホの4原則」の通り，病原体診断が基本である．現実的には必ずしも病原体が検出できるとは限らず，抗原，抗体，遺伝子の検出などの補助診断も併用する．

Q4 ○：フレミングによりアオカビからペニシリンが発見された．続いて，ワクスマンが放線菌からストレプトマイシンを発見した．これ以降，多くの抗生物質が土壌中の真菌や放線菌から発見され，実用化されるようになり，抗微生物化学療法が急速に広まった．

Q5 ×：耐性は薬剤が効かなくなった状態をいう．薬剤が細菌を殺菌または静菌する効果を感受性という．感受性の程度は，その薬剤の濃度で表し，抗微生物化学療法薬としての有効性の程度を示す．

Q6 ○：微生物に作用する薬剤の多くは宿主に対しても有害であり，副作用という．抗微生物化学療法は，病原体に対して強い親和性があり有害な作用をもち，宿主には副作用が少ないことが求められる．これを選択毒性という．

Q7 ○：病原体を排除するために感染源を消毒したり，感染源となる患者を隔離すること，感染経路を遮断すること，感受性宿主への予防接種などにより抵抗力を向上させることは感染症予防対策として有効である．

Q8 ○：定期接種は法律に基づき，市区町村が公費で実施する．任意接種は希望者が原則自己負担で受けることになる．

Q9 ×：殺菌は細菌，ウイルスなどを殺滅して無害化することであるが，殺滅の程度を含まず有効性を保証していない．

Q10 ×：紙など紫外線の透過しない部分は殺菌できない．

Q11 ×：エタノールの消毒効果は70〜80％がもっとも高い．

Q12 ×：保存料は食品中にあることで効果を発揮する．

Q13 ×：健康被害を起こさない程度に減菌されている．

Q14 ×：保健所に報告する義務はない．

Q15 ×：ISO22000 は民間の機関である国際標準化機構(ISO)が策定した国際規格である．

Q16 ○

Q17 ×：食品衛生法の目的は，飲食による衛生上の危害を防止し，国民健康を保護することである．問題文は，健康増進法の目的が記載されている．

Q18 ×：食品安全基本法に基づき設置された．

5章

Q1 ○：黄色ブドウ球菌は，多彩な菌体外毒素，酵素を産生してヒトに対して病原性を発揮する．

Q2 ○：ボツリヌス菌や芽胞に汚染されたハチミツが原因で，乳児ボツリヌス症が発症する事例が多い．死に至ることもあり，乳児にハチミツを摂取させてはいけない．

Q3 ×：ウェルシュ菌の至適生育温度は 45℃前後である．深鍋で調理後のカレーやシチューを常温放置で冷ますと，ウェルシュ菌に好条件の至適生育温度，嫌気状態になりがちで，注意が必要である．調理後に冷却する場合は 20℃前後まで一気に冷ます．

Q4 ×：カンピロバクターは微好気性菌で，酸素濃度が 3〜15％くらいで増殖する．

Q5 ×：腸管出血性大腸菌は，出血性大腸炎，溶血性尿毒症症候群(HUS)，急性脳症を引き起こす．重症化すると死亡する 3 類感染症である．ディフィシル菌による偽膜性大腸炎は，菌交代症の 1 つである．

Q6 ○：コレラ菌は海泥中に生息し，海産魚介類に付着して摂取される．コレラは大量の米のとぎ汁様便，脱水症状，コレラ顔貌が特徴である．

Q7 ×：腸炎ビブリオは，コレラ菌同様，海泥中に生息する．海産魚介類に付着して摂取し，感染型食中毒を発症する．海産魚介類には付着しているものと考えて対応する必要がある．特徴として，好塩性で増殖速度が速いため，真水で洗い，調理後は常温に放置せず，すぐに食べるか冷蔵保存する．

Q8 ○：ノロウイルスは，一般的には，カキなどの二枚貝を原因とする食中毒起因ウイルスである．ごく少量のウイルスを摂取することで感染が成立するため二次感染に注意が必要である．

Q9 ×：A 型，E 型肝炎ウイルスは経口感染して急性肝炎を起こす．B 型，C 型，D 型肝炎ウイルスは，血液感染して持続感染となり，慢性肝炎を起こし肝硬変，肝がんの原因となる．

Q10 ×：アニサキスの幼虫が感染して胃や腸壁に移行するが，ヒトは終宿主でないため，成虫にまで生育しない．

Q11 ○：ジフテリア菌は，扁桃に留まり偽膜を形成する．ジフテリア毒素は血中に入り心臓麻痺，神経麻痺を起こす．治療はジフテリア毒素の抗毒素血清療法が有効である．トキソイドワクチンによる予防が行われている．

Q12 ○：破傷風毒素は，運動神経末梢から吸収されて脊髄に達し，痙性麻痺を起こす．開口障害，嚥下障害，後弓反張は特徴的な症状である．トキソイドワクチンが 4 種混合ワクチンとして実施されている．

Q13 ○：百日咳は，痙咳期の長い苦しい吸気に続く笛声音を発する咳が特徴である．

Q14 ○：レジオネラ菌は，循環ろ過式の入浴施設やクーラーの冷却塔からのエアロゾル吸入で肺炎を起こす．

Q15 ○：ピロリ菌は，ウレアーゼにより尿素をアンモニアに変換する．局所的に胃酸を中和することで，胃での定着を可能にしている．

Q16 ×：自然界に常在し，ハト・ニワトリなどの鳥類の糞から，脳・髄膜・肺に感染する深在性真菌症である．ヒトからヒトへの感染はない．

Q17 ○：シストの経口摂取で感染するが，多くは無症候性に経過し，シストを排泄する．栄養型が十二指腸・小腸で増殖して腹痛・下痢などの症状を引き起こしてジアルジア症となる場合がある．

Q18 ○：痘瘡ウイルスは，致命率の高い痘瘡（天然痘）の病原体であり，かつて世界中で猛威をふるった．WHO は痘瘡ワクチンである種痘により，1980 年に痘瘡根絶宣言を発表した．

Q19 ×：ヒトパピローマウイルスは，乳頭腫（いわゆるイボ）を形成するウイルスで100 以上の遺伝子型があり，皮膚につくタイプと粘膜につくタイプがある．粘膜型の 16, 18 型は性行為により子宮頸部に感染し，子宮頸がんに進行することがある．

Q20 ○：2019 年 12 月以降中国湖北省武漢市を中心に発生し，短期間で全世界に拡がった COVID-19 は，甚大な被害をもたらしている．

6章

Q1 ×：リステリア菌など低温でも生育する食中毒菌も存在するため，過信は禁物である．

Q2 ×：微生物は冷凍では死滅しない．

Q3 ×：水分活性は低くなっている．

Q4 ×：非好塩性細菌は塩濃度が 1.2 %以下でないと生育できない．

Q5 ×：酢は pH が低い環境で生育が良好な好酸菌である乳酸菌により生産される．一般的な微生物の生育は pH に影響され，酢の低い pH では生育が困難になる．

Q6 ×：麦芽が麦のでんぷんを麦芽糖に変換し，酵母がこの麦芽をアルコール発酵する．

Q7 ×：乳に乳酸菌が作用し，乳酸が産生されるため酸味が出る．

Q8 ×：天然素材を用いたものではなく，乳に，凝乳酵素と乳酸菌を加えて発酵させたものをいう．

Q9 ○

Q10 ×：みその発酵が進み，液化したものがしょうゆの原型となった．

7章

Q1 ×：かつお節ではなく昆布．

Q2 ○

Q3 ×：酢酸ではなく，コハク酸が有機酸のうま味成分．

Q4 ×：日本で開発され，日本で実用化された．

Q5 ×：結合せず，混在しているだけ．

Q6 ×：食品添加物の遺伝子組換えレンネットが第 1 号で，8 品目が認められている．

Q7 ×：土壌細菌であるアグロバクテリウムが用いられる．

Q8 ×：PCR 法は DNA を増幅するもので，タンパク質だけでは増殖は不可能．

Q9 ×：綿実油には，組み換えで生じる遺伝子やタンパク質が残らないため，表示義務はない．

::::::索　引::::::

［著者紹介］

藤原　永年　ふじわら　ながとし

1986年　大阪大学工学部醗酵工学科卒業
1994年　大阪市立大学医学部細菌学教室研究生（～2000年）
2000年　大阪市立大学大学院医学研究科感染防御学分野助手（～2006年）
2002年　米国アルバートアインシュタイン医科大学微生物・免疫学分野研究員（～2004年）
2006年　大阪市立大学大学院医学研究科感染防御学（細菌学）分野講師（～2013年）
2013年　帝塚山大学現代生活学部食物栄養学科教授（～現在に至る）
2013年　大阪市立大学大学院医学研究科細菌学分野客員教授（～現在に至る）

✐大学卒業後，製薬メーカーでの技術研究員を経て，細菌感染症の研究・教育に従事．抗酸菌に特徴的な脂質分子の脂質生化学的，脂質免疫学的な解析から細菌-宿主免疫応答の研究に明け暮れた日々．未知のことを解明する楽しさ・苦しさを学び，その後，食品衛生や抗菌活性といった食の分野へ範囲を拡げ，現在は多方面から微生物の奥深さを研究中．

岩田　　建　いわた　けん

1987年　京都大学農学部食品工学科卒業
1989年　京都大学大学院農学研究科修士課程修了・農学修士
1989年　ユニチカ株式会社（～2009年）
1997年　岡山大学大学院自然科学研究科博士課程修了・博士（薬学）
2010年　鎌倉女子大学家政学部家政保健学科准教授（～2021年）
2021年　鎌倉女子大学家政学部家政保健学科教授（～現在に至る）

✐大学時代に微生物由来酵素の反応を研究．会社時代には微生物由来の有用物質の開発研究・製造・用途開発（医薬品，体外診断用医薬品，食品，その他），食品の用途開発・販売（食品素材，特定保健用食品，栄養機能食品，食品，いわゆる健康食品）などに従事．現職では，微生物学，基礎栄養学，食品学実験・実習，フードスペシャリスト論，フードビジネス論などの授業を担当．食品を中心としたマーケティングなどを研究中．

ゼロからわかる　栄養系微生物学

2021年9月5日　第1刷発行
2024年2月5日　第2刷発行

著　者　藤原永年，岩田　建
発行者　小立健太
発行所　株式会社　南　江　堂
〒113-8410　東京都文京区本郷三丁目42番6号
☎(出版)03-3811-7236　(営業)03-3811-7239
ホームページ https://www.nankodo.co.jp/
印刷・製本　シナノ書籍印刷
組版　明昌堂

Basic Microbiology for Food Nutrition
© Nankodo Co., Ltd., 2021

Printed and Bound in Japan
ISBN978-4-524-22759-4